Pneumologisches Kolloquium 3

Pneumologisches Kolloquium 3

Der pneumologische Notfall

Herausgegeben von

Peter Dorow und Karla Ibe

mit Beiträgen von

D. Barckow, U. Cegla, H. Herzog,
H. G. Hoffmann, G. König, D. Krumhaar,
K. Lanser, H. Lennartz, K. Morgenroth,
F. Pfannkuch, H. Redl, Th. Schirop, G. Schlag

Walter de Gruyter
Berlin · New York 1987

Priv. Doz. Dr. med. Peter Dorow
Freie Universität Berlin, Klinikum Charlottenburg
Abt. Kardiologie u. Pulmologie
Spandauer Damm 130
D-1000 Berlin 19

Professor Dr. Karla Ibe
Freie Universität Berlin, Klinikum Charlottenburg
Abt. für Reanimation
Spandauer Damm 130
D-1000 Berlin 19

Das Buch enthält 105 Abbildungen und 25 Tabellen

CIP-Kurztitelaufnahme der Deutschen Bibliothek

Der *pneumologische Notfall* / [5. Charlottenburger Pneumolog. Gespräch]. Hrsg. von Peter Dorow u. Karla Ibe. Mit Beitr. von D. Barckow ... – Berlin ; New York : de Gruyter, 1986.
(Pneumologisches Kolloquium ; 3)
ISBN 3-11-011088-1
NE: Dorow, Peter [Hrsg.]; Barckow, Detlef [Mitverf.]; Charlottenburger Pneumologisches Gespräch ⟨05, 1986⟩; Pneumologisches Kolloquium: Pneumologisches Kolloquium

Satz und Druck: Wagner GmbH, Nördlingen
Bindung: Lüderitz & Bauer GmbH, Berlin
Umschlagentwurf: Rudolf Hübler, Berlin.

Vorwort

Am 10.5.1986 fand das 5. Charlottenburger Pneumologische Gespräch statt, welches unter dem Thema – Der pneumologische Notfall – stand. Das Programm erfaßte vier Erkrankungen, die relativ häufig zu einer akuten lebensbedrohlichen respiratorischen Notfallsituation führen. Von über 240 Teilnehmern – Pneumologen, Internisten, Chirurgen, Anästhesisten, Pathologen, Pharmakologen und HNO-Ärzten – wurde versucht, eine Bestandsaufnahme in Morphologie, Ätiologie, Diagnostik und Therapie des Pneumothorax, akuten Lungenversagens, Status asthmaticus und Lungenkomplikationen bei AIDS zu erreichen.

Pfannkuch handelte aus der Sicht des Pathologen den primären und sekundären Spontanpneumothorax ab, wobei in der Diskussion auch die Bedeutung der Histiozytose X abgehandelt wurde. Cegla ging auf die unterschiedliche Symptomatik der verschiedenen Formen des Pneumothorax ein. Krumhaar befürwortete strikt die sofortige operative Revision des primären Spontanpneumothorax, da nach seinen Erfahrungen die Rezidivgefahr besonders groß ist.

Das akute Lungenversagen stand im Mittelpunkt des zweiten Themas der Veranstaltung. Morgenroth stellte den Ablauf des dramatischen Geschehens anhand einer vorzüglichen Bildserie dar. Auf die besonders komplexen Vorgänge, die sich beim hypovolämisch-traumatischen Schock abspielen, ging Schlag in seinem Beitrag ein. Er konnte zeigen, daß die Aktivierung der Granulozyten eine wichtige Rolle in der Freisetzung von Mediatoren spielt, die zu Zellschäden führen. Wir stehen hier sicherlich erst am Anfang einer Entwicklung, die unter therapeutischen Gesichtspunkten als vielversprechend zu werten ist. Barckow berichtete aus intensivmedizinischer Sicht über seine Beobachtungen bei akutem Lungenversagen. Schirop ging auf die therapeutischen Maßnahmen dieses Krankheitsbildes ein. In der Diskussion wurde die Frage aufgeworfen, ob die Gabe von Kortikoiden die Ausbildung des akuten Lungenversagens vermeiden kann. Die Vortragenden und das Auditorium waren sich in der Diskussion einig, daß dafür bisher kein Anhalt gegeben ist.

Lennartz berichtete über seine Erfahrungen der Behandlung des akuten Lungenversagens mit dem Verfahren der niederfrequenten Überdruckbeatmung bei gleichzeitiger extrakorporaler CO_2-Elimination.

Als drittes Thema wurde der Status asthmaticus abgehandelt. Morgenroth ging zunächst auf die morphologischen Veränderungen bei obstruktiven Atemwegserkrankungen ein. Herzog schilderte die Auswirkungen der akuten Bronchokonstriktion auf den Atmungsapparat. Auf die therapeutischen Sofortmaßnahmen beim Status asthmaticus ging König ein. Über die dargestellte Indikation zur Bronchoskopie mit Bronchiallavage entzündete sich eine rege Diskussion.

Das letzte Thema war dem respiratorischen Notfall bei AIDS-Kranken gewidmet. Hoffmann berichtete, daß Lungenkomplikationen die häufigsten lebensbedrohlichen Zustände bei AIDS-Kranken sind. Die Pneumocystis carinii Pneumonie ist die häufigste Komplikation. Hoffmann betonte, um eine möglichst frühzeitige ursächliche Therapie einleiten zu können, ist eine intensive Diagnostik unter Einschluß invasiver Verfahren schon beim ersten Auftreten von Symptomen erforderlich. In der lebhaft geführten Diskussion kam zum Ausdruck, daß bei Patienten mit Verdacht auf AIDS und auffälligem Röntgenthoraxbild eine schnell vorangetriebene Diagnostik auch unter Einschluß bronchoskopischer Untersuchungsverfahren entscheidend ist.

Das 5. Charlottenburger Pneumologische Gespräch hatte sich ein äußerst interessantes Thema zum Gegenstand gemacht. Mit dem vorliegenden Buch – Pneumologisches Kolloquium 3 – sollen die Ergebnisse dieser Tagung einem größeren Leserkreis zugänglich gemacht werden.

Wir möchten unseren Dank an all jene Kolleginnen und Kollegen aussprechen, die zum Erfolg des 5. Charlottenburger Pneumologischen Gespräches beigetragen haben, insbesondere natürlich den Rednern und auch den Teilnehmern in der Diskussion.

Die Herausgeber

Inhalt

Autorenverzeichnis

Dr. D. Barckow
Freie Universität Berlin, Klinikum Charlottenburg, Abteilung Reanimation, Berlin

Prof. Dr. U. Cegla
Hufeland-Klinik, Bad Ems

Priv.-Doz. Dr. P. Dorow
Freie Universität Berlin, Klinikum Charlottenburg, Abt. Kardiologie und Pulmologie, Berlin

Prof. Dr. H. Herzog
Kantonspital Basel, Abt. für Atmungskrankheiten, Departm. f. Innere Medizin der Universität, Basel

Dr. H. G. Hoffmann
Freie Universität Berlin, Klinikum Charlottenburg, Abt. für Infektionskrankheiten, Berlin

Prof. Dr. K. Ibe
Freie Universität Berlin, Klinikum Charlottenburg, Abteilung Reanimation, Berlin

Dr. G. König
Ludwig Maximilian Universität München, Klinikum Großhadern, Abt. f. Pneumologie, München

Prof. Dr. D. Krumhaar
Lungenklinik Havelhöhe, Berlin

Prof. Dr. K. Lanser
Klinikum der Philipps Universität Marburg, Zentrum für Innere Medizin, Marburg

Prof. Dr. H. Lennartz
Klinikum der Philipps Universität Marburg, Abteilung für Anästhesie u. Intensivtherapie, Marburg

Prof. Dr. K. Morgenroth
Institut für Pathologie der Universität Bochum, Bochum

Priv. Doz. Dr. F. Pfannkuch
Freie Universität Berlin, Klinikum Charlottenburg, Institut für Pathologie, Berlin

Doz. Dipl. Ing. Dr. H. Redl
Ludwig Boltzmann Institut für experim. Traumatologie, Wien

Dr. Th. Schirop
Freie Universität Berlin, Klinikum Charlottenburg, Abteilung Reanimation, Berlin

Prof. Dr. G. Schlag
Ludwig Boltzmann Institut für experim. Traumatologie, Wien

Morphologische Ursachen des Spontanpneumothorax

F. Pfannkuch

Zusammenfassung

Nach Definition und einer kurzen Darstellung von Geschlechts- und Altersverteilung, Häufigkeit, Lokalisation und Verlauf bei Spontanpneumothorax werden Pathogenese und patho-morphologische Veränderungen anhand von Fallbeispielen dargestellt. Die Ursachen des sekundären Spontanpneumothorax werden unter besonderer Berücksichtigung aktueller Berichte aus der Literatur angegeben. Auf die Bedeutung der Histiozytose X als mögliche Grunderkrankung vieler bislang als primär (essentiell, idiopathisch) aufgefaßter Fälle von Spontanpneumothorax wird hingewiesen.

Der Begriff Spontanpneumothorax geht auf Itard (1803) zurück und wurde von Laennec (1819) popularisiert [zit. n. 31]. Der Spontanpneumothorax wird als eine Luftansammlung in der Pleurahöhle ohne äußere Ursache definiert. Es handelt sich somit um einen geschlossenen Pneumothorax.

Während es grundsätzlich leicht anzuerkennen ist, daß der Spontanpneumothorax nur ein Symptom, d. h. eine Folgeerscheinung einer Erkrankung sein kann, ist festzuhalten, daß die Grunderkrankung in der klinischen Praxis insbesondere bei jüngeren Patienten oft nicht zu diagnostizieren ist. Hieraus leitet sich ab, daß neben dem Falle eines sekundären – auch eine Gruppe des primären (genuinen; idiopathischen) – Spontanpneumothorax besteht (Abb. 1) (Individuen bei völliger Gesundheit und ohne manifeste pulmonale Erkrankung).

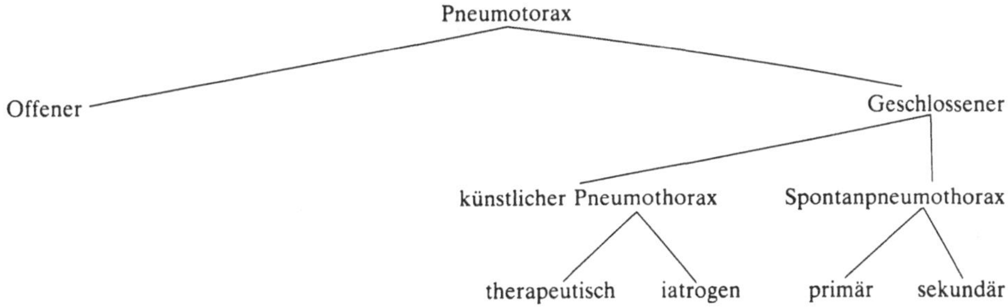

Abb. 1 Einteilung des Pneumothorax [nach 22].

Die Häufigkeit des Spontanpneumothorax wird zwischen 5–46 Patienten/100 000 Einwohnern jährlich [zit. bei 31], bzw. mit 27/100 000 Krankenhauseinweisungen [24] angegeben. Es findet ein Altersgipfel zwischen dem 15. und 25. Lebensjahr sowie einer zwischen dem 55. und 65. Lebensjahr statt . [26] Von den betroffenen Patienten sind 75% jünger als 45 Jahre [42], bzw. zwei Drittel der Patienten sind unter 40 Jahre alt [5]. Eine Prävalenz des männlichen Geschlechts von 2:1 wird angegeben [26]. Bei den Patienten unter 35 Jahren liegt in 90% ein sogenannter primärer Spontanpneumothorax vor, während bei den Patienten über 50 Jahren in über 80% eine pulmonale Erkrankung als Ursache des Pneumothorax diagnostiziert wird.

Vom pathologisch-anatomischen Standpunkt sind für die Entstehung des Spontanpneumothorax krankhafte Veränderungen des Lungenparenchyms, des interstitiellen Gewebes oder der Pleuratextur obligat. Die menschliche Pleura hält unphysiologisch hohen Drucken bis zu 200 mmHg [West zit. in 7] stand. Bevor ein Spontanpneumothorax entstehen kann, muß die Pleura einreißen.

Bei einer Vorschädigung von Pleura und Lunge können extrathorakale Druckänderungen allenfalls als auslösender Faktor in Betracht gezogen werden. Die Möglichkeit, daß Luft durch die Pleuraschichten „sickert" („aperforativer" Spontanpneumothorax) dürfte praktisch keine Rolle spielen.

Der Spontanpneumothorax ist in der Regel ein Ventilpneumothorax, da durch Schließen der Rupturstelle bei Inspiration die Luft aus dem Pleuraraum nicht entweicht; es resultiert in den meisten Fällen ein vollständiger Kollaps der Lunge, bzw. beider Lungen. Erst wenn die Perforationsstelle (durch Fibrin) verklebt, ist die Resorption der Luft möglich. Rezidive werden mit 30–50% [zit. n. 15, 46] angegeben. Bei Ausbildung bronchopleuraler Fisteln kann ein Dauerpneumothorax entstehen.

Auch bei subtiler Untersuchung kann die Perforationsstelle am Operationspräparat oft nicht dargestellt werden. Das Beispiel eines 57 Jahre alten Mannes mit einem 10 Tage alten Spontanpneumothorax verdeutlicht dies. Beim Vorliegen eines ausgedehnten subpleuralen Mantelemphysems konnte an einer taillenförmigen Abschnürung einer Emphysemblase die Rupturstelle mikroskopisch dargestellt werden (Abb. 2).

Mögliche Ursachen eines Spontanpneumothorax sind in Tabelle 1 aufgelistet. Früher war der Spontanpneumothorax am häufigsten als Komplikation der Tuberkulose aufgetreten, wobei einerseits ein Kavernendurchbruch, andererseits Texturstörungen des Lungengewebes (Narbenemphysem; kompensatorisches Emphysem in der Umgebung von Narben) als ursächlich anzusehen sind. Heute sind die meisten Fälle von Spontanpneumothorax im Gefolge eines Lungenemphysems eingetreten.

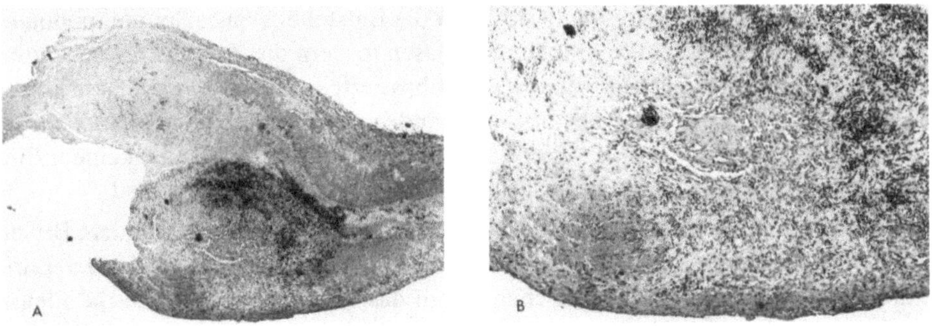

Abb. 2 A Operative Behandlung eines Spontanpneumothorax mit mikroskopischem Nachweis der Rupturstelle an einer taillenartigen Einschnürung einer Emphysemblase.
B Gewebliche Reaktion auf die (10 Tage alte) Ruptur in Form eines Granulationsgewebes. Paraffineinbettung; HE-Färbung; Auflösung bei A: 10× bei B: 25×.

Tabelle 1 Ursachen des Sekundären Spontanpneumothorax

Emphysem und Pleuraschädigung bei - obstruktiven Atemwegserkrankungen [29] - Restriktiven Störungen (Pleuranarben) - destruktiven Entzündungen (z. B. Tuberkulose) - Mißbildungen (Lymphangiomyomatose: 2; Marfan-Syndrom: 9) - Mekoniumaspirations-Syndrom [21, 35]
Kavernendurchbruch bei Tuberkulose
Lungenfibrose (fibrosierende Alveolitis) bei - Histiozytosis X [3, 10, 27, 28, 41, 45] - Chemotherapie [16, 18, 40] - Neurofibromatose (M. Recklinghausen) [19, 39, 43]
Tumoren und Metastasen (1% der Fälle von Spontanpneumothorax) - Bronchialkarzinom - Knochentumoren [37]; Weichteilsarkome [12] - Choriokarzinom [36] - malignes Melanom [44] - maligne gynäkologische Tumoren [11, 38]
Pleurabeteiligung bei - Sarkoidose [32] - Rheumatoider Arthritis [30] - Wegener'scher Granulomatose [14]
Mißbildungen - Lungenhypoplasie [1] - zystische Lungenfehlbildung [8] - zystische Lymphangiektasie [33]

Gerade beim Mantelemphysem (Abb. 3) ist die Entstehung eines Spontanpneumothorax sehr plausibel: große subpleurale Blasen fördern die Zerstörung der Pleura durch Zerren. Bisweilen ist unter der fibrosierten Pleura ein atelektatischer Reststreifen von Lungengewebe noch vorhanden; dort sind vermehrt Bronchialarterien zu finden. Die massive Ausprägung dieser Veränderung kann zu einem Bild führen, welches als „intrapulmonaler" Pneumothorax beschrieben wird.

Ein großer Teil der Fälle von Spontanpneumothorax entsteht nicht auf dem Boden eines alveolären, sondern eines interstitiellen Lungenemphysems, d. h. der Lufteinbruch erfolgt vom Lungenbläschen aus in das Interstitium, dann in die Pleura und schließlich in den Pleuraraum. Dabei können sich intrapulmonale Hohlräume mit Mesothelauskleidung („Pneumatisationskammern") bilden [20]. Nach anderer Ansicht [23] handelt es sich um Umklappungsphänomene der Pleura bei Verwachsungssträngen.

Ein interstitielles Emphysem ist insbesondere beim kongenitalen Spontanpneumothorax in der Regel als pathogenetischer Mechanismus darzustellen. Dies gilt auch für das Meconiumaspirations-Syndrom, bei welchem das aspirierte, zähe Meconium zu einer obstruktiven Ventilationsstörung führt. Das histologische Bild eines Spontanpneumothorax bei zystischer Lungenfehlbildung verdeutlicht die subpleurale Blasenbildung bei interstitiellem Lungenemphysem (Abb. 4).

Die in der Tabelle 1 weiter angegebenen Ursachen eines Spontanpneumothorax stellen im Einzelfall plausible Gründe für die Entstehung dar, sodaß bezüglich der Einzelheiten auf die Literatur verwiesen wird. Beispielhaft für eine isolierte Beteiligung der Pleura bei einer Sarkoidose dient das histologische Präparat eines akzidentiellen Obduktionsbefundes bei einer 72 Jahre alt gewordenen Frau.

Besondere Aufmerksamkeit gilt der Histiozytose X (sogenanntes eosinophiles Granulom; Letterer-Siwe-Erkrankung des Kindesalters). In der jüngeren Vergangenheit wurde mehrfach darauf hingewiesen [u. a. 10, 25, 41, 45], daß bei pulmonaler Histiozytose X häufig ein Spontanpneumothorax eintritt. Andererseits konnten in einer Zahl von Fällen mit zunächst primärem Spontanpneumothorax an Operationspräparaten das Vorliegen einer Histiozytose X wahrscheinlich gemacht werden [u. a. 3, 23].

Im Falle eines 22jährigen Mannes war ein Spontanpneumothorax innerhalb von 2 Jahren dreimal rezidiviert. Die Lungenbiopsie stammt aus dem rechten Oberlappen. Die Röntgenaufnahmen waren (abgesehen von dem Pneumothorax) unauffällig gewesen. Die vorgefundenen histologischen Veränderungen (Abb. 5) entsprechen sehr gut den in der Literatur angegebenen Veränderungen in der Spätphase der Histiozytose X [3, 10] mit Nestern ceroidspeichernder Makrophagen, follikelartigen Ansammlungen von Lymphozyten, grobwabigem Umbau des Lungengewebes (kein Emphysem!) und membranartiger Strukturen in der Pleura (Pneumatisationskammern?). Im späten (ausgebrannten) Stadium der Erkrankung fehlt die Eosinophilie oft.

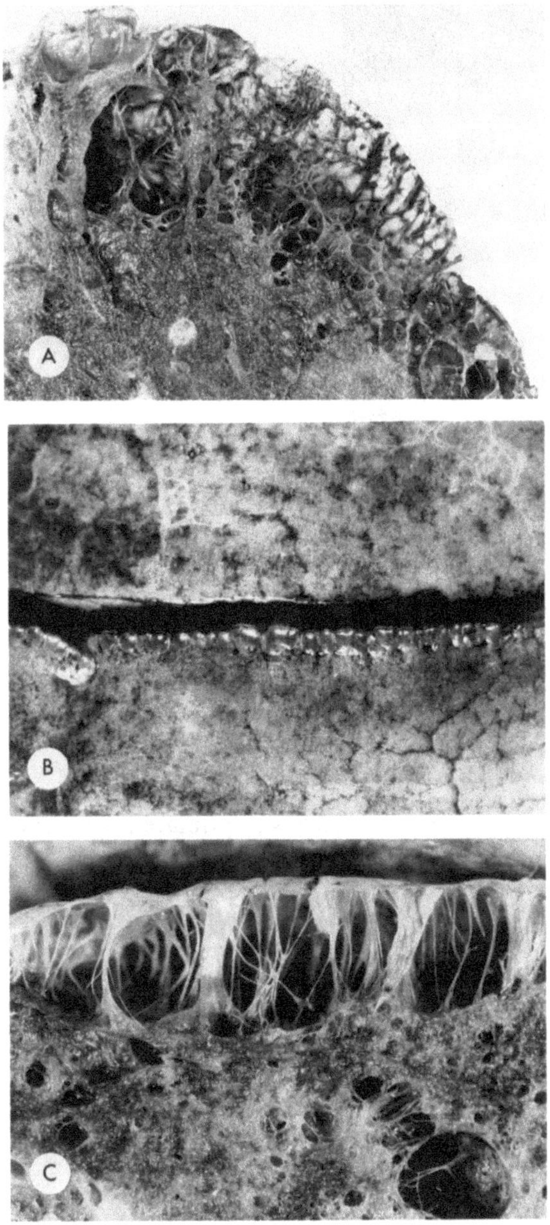

Abb. 3 A Obduktionspräparat der Lunge eines 67 Jahre alt gewordenen Mannes; sehr stark ausgeprägtes Mantelemphysem der Lunge mit großen Blasen und extrem dünner Pleura pulmonalis.

B Beginnendes – oft schon bei jüngeren Menschen nachzuweisendes Mantelemphysem mit kleinen Blasen an der Lungenlappenkante (Aufsicht)

C Detailansicht eines Anschnittes vom obigen Präparat mit narbig veränderter Pleura (34 Jahre alt gewordener Mann).

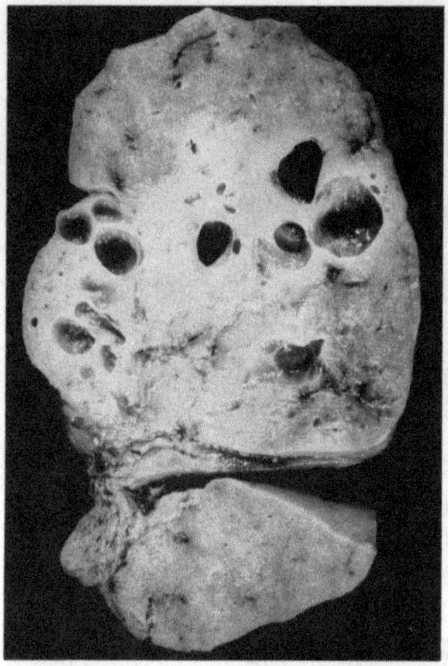

Abb. 4 Beispiel einer adenomatoid-zystischen Lungenfehlbildung bei einem 3 Wochen alt gewordenen männlichen Säugling mit Spontanpneumothorax; intrapulmonale und subpleurale Blasenbildung.

Eine Reihe der in der Literatur berichteten Fälle von primärem Spontanpneumothorax [z. B. 17, 26, 34] könnten diesem Krankheitsbild entsprechen. Die immernoch relativ große Gruppe der Fälle von primärem Spontanpneumothorax überwiegend jüngerer Menschen wird deutlich kleiner.

Danksagung

Herr Prof. Dr. K.-M. Müller, Direktor des Instituts für Pathologie an den Berufsgenossenschaftlichen Krankenanstalten „Bergmannsheil Bochum" hat histologische Präparate zur Verfügung gestellt. Für seine freundliche Beratung danke ich an dieser Stelle vielmals.

Herrn Prof. Dr. M. Vogel, Leiter der Abteilung für Paidopathologie und Plazentologie an unserem Institut danke ich für die Überlassung der Präparate kindlicher Fälle von Spontanpneumothorax.

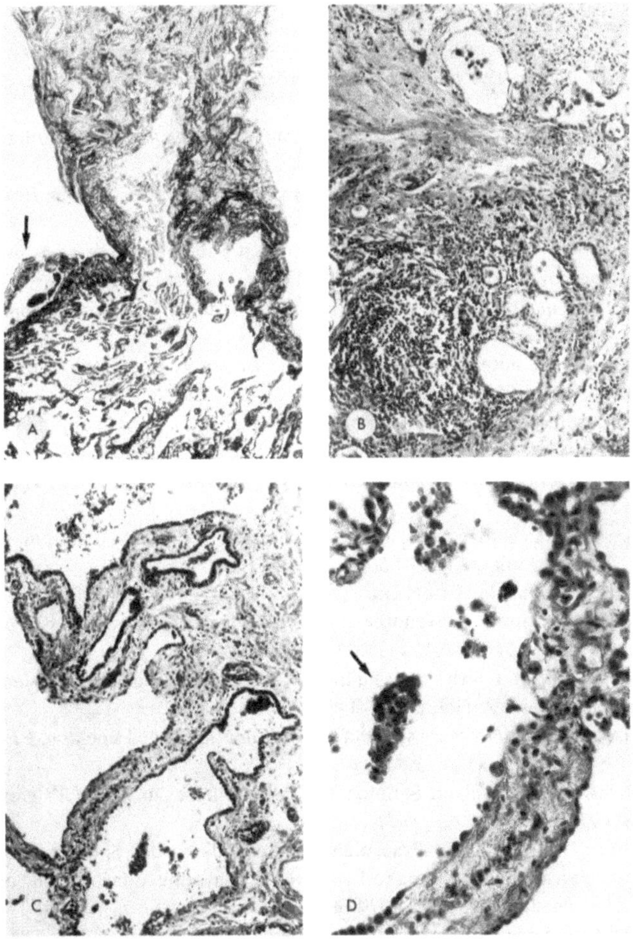

Abb. 5 A Histologische Übersicht mit Veränderungen in der Spätphase der Histiozytosis X; grobwabiger Lungenumbau, Narbenbildung und membranartige Strukturen an der Pleura (→) (Auflösung: 4×).
B Follikelartige Ansammlung von Lymphozyten im Narbengewebe und Ausbildung von zystischen Räumen (Auflösung: 40×).
C Interstitielle Lungenfibrose mit Anschnitt der großen Hohlräume (Auflösung: 40×).
D Ceroid-speichernde Makrophagen besonders auch innerhalb der zystischen Räume (→) (Auflösung: 100×).
Alle Präparate: Paraffineinbettung; HE-Färbung.

Literatur:

[1] Avery H. E., B. D. Fletscher: The lung and its disorders in the newborn infant. S. 242–252, Saunders, Philadelphia 1974
[2] Benusiglio L. N., Ch. Fontolliet: Pneumothorax spontané et insuffisance respiratoire. Schweiz. Med. Wschr. **115** (1985) 659–664
[3] Burgener F. A.: Die Röntgenmanifestation der disseminierten Histiozytosis X beim Erwachsenen. Fortschr. Röntgenstr. **126** (1977) 466–472
[4] Dines D. E., D. A. Cortese, M. D. Brennan et al.: Malignant pulmonary neoplasms predisposing to spontaneous pneumothorax. Mayo Clin. Proc. **48** (1973) 541–544
[5] Elert O., P. Eigel: Die Behandlung des Spontanpneumothorax unter Berücksichtigung der Rezidivhäufigkeit. Prax. Klin. Pneumol. **37** (1983) 983–985
[6] Farrel S. J.: Spontaneous pneumothorax in pregnancy: a case report and review of the literature. Obstet. Gynecol. (Suppl.) **2** (1983) 43–45
[7] Fuchs H. S.: Der idiopathische Spontanpneumothorax. Unter Berücksichtigung der amerikanischen Literatur von 1939–1966. Fortschr. Med. **87** (1969) 248–252
[8] Gaisie G., K. Sang Oh: Spontaneous pneumothorax in cystic adenomatoid malformation. Pediatr. Radiol. **13** (1983) 281–283
[9] Hall J. R., R. E. Pyeritz, D. L. Dudgeon et al.: Pneumothorax in the Marfan Syndrom: prevalence and therapy. Ann. Thoracic Surg. **37** (1984) 500–504
[10] Hansen v. O., H. Otto: Pulmonale Histozytosis X. Pathologe **3** (1982) 207–215
[11] Helmkamp B. F., J. B. Beecham, J. C. Wandtke et al.: Spontaneous pneumothorax in gynecologic malignancies. Am. J. Obstet. Gynecol. **142** (1982) 706–707
[12] Hinton A. A., M. P. Sandler, M. I. Shaff et al: Pulmonary nodules and spontaneous pneumothorax in an adolescent female. Invest. Radiol. **6** (1984) 479–483
[13] Jansveld C. A. F., J. H. Dijkman: Primary spontaneous pneumothorax and smoking. Br. Med. J. **6** (1975) 559–560
[14] Jaspan T., A. M. Davison, W. C. Walker: Spontaneous pneumothorax in Wegener's granulomatosis. Thorax **37** (1982) 774–775
[15] Kaiser D., W. Wolfart: Therapeutische Prinzipien zur Behandlung des Spontanpneumothorax unter besonderer Berücksichtigung der thorakoskopischen Emphysemblasenabtragung und Fibrinverklebung. Prax. Klin. Pneumol. **37** (1983) 979–982
[16] Leeser, J. E., D. Carr: Fatal pneumothorax following Bleomycin and other cytotoxic drugs. Canc. Treat. Rep. **69** (1985) 344–345
[17] Lichter I., J. F. Gwynne: Spontaneous pneumothorax in young subjects – a clinical and pathological study. Thorax **26** (1971) 409–417
[18] Lote K., O. Dahl, T. Vigander: Pneumothorax during combination chemotherapy. Cancer **47** (1981) 1743–1745
[19] Massaro D., S. Katz: Fibrosing alveolitis: its occurrence, roetgenographic, and pathologic features in von Recklinghausen's neurofibromatosis. Am. Rev. Respir. Dis. **93** (1966) 934–942
[20] Masshoff W., W. Höfer: Zur Pathomorphologie des sog. idiopathischen Spontanpneumothorax. Berl. Med. **19** (1968) 257–266
[21] Mayo P., S. Saha: Spontaneous pneumothorax in the newborn. Am. Surg. **49** (1983) 192–195
[22] Müller K. M.; Pneumothorax. in: Pathologie der Lunge (Hrsg.: Doerr W., G. Seifert) S. 1312–1320, Springer, Berlin–Heidelberg–New York–Tokyo 1983
[23] Müller K. M.: persönliche Mitteilung.
[24] Myerson R. M.: Spontaneous pneumothorax. A clinical study on 100 consecutive cases. New Engl. J. Med. **238** (1948) 461–463
[25] Preussler H., U. Thalmann: Aspekte zur Morphologie der pulmonalen Histiozytosis X. Prax. Klin. Pneumol. **37** (1983) 580–583

[26] Primrose W. R.: Spontaneous pneumothorax: a retrospective review of aetiology, pathogenesis and management. Scott. Med. J. **29** (1984) 15–20

[27] Radenbach, K. L., H.-J. Brandt, G. Freise et al.: Diagnostische und therapeutische Besonderheiten bei zwölf Fällen von pulmonaler Histocytosis X 1969–1975. Z. Erkrank. Atm. Org. **147** (1977) 26–40

[28] Reinbold W. D., W. R. Seemann, K. H. Rühle: Lungenfibrose bei Histiozytose X. Radiologe **24** (1984) 121–124

[29] Ricketti A. J., P. A. Greenberger, J. Glassroth: Spontaneous pneumothorax in allergic bronchopulmonary aspergillosis. Arch. Med. **144** (1984) 151–152

[30] Robinson A. C., J. Power, L. Clancy et al.: Recurrent pneumothorax in rheumatoid arthritis. Ir. J. Med. Sci. **2** (1984) 437–438

[31] Ros-Die E., R. Vara-Thorbeck: Der idiopathische Spontanpneumothorax – ein aktuelles Problem. Zbl. Chirurgie **108** (1983) 345–352

[32] Ross J. M., D. W. Empey: Bilateral spontaneous pneumothorax in sarcoidosis. Postgrad. Med. J. **59** (1983) 106–107

[33] Siegal A., M. Katsenstein, B. Wolach: Neonatal pneumothorax, a rare complication of pulmonary cystic lymphangiectasis. Eur. J. Respir. Dis. **66** (1985) 153–157

[34] Smith S. B., C. A. Andersen: Spontaneous pneumothorax – special considerations. Am. Surg. **49** (1983) 245–248

[35] Steele R. W., J. R. Metz, J. W. Bass et al.: Pneumothorax and pneumomediastinum in the newborn. Radiology **98** (1971) 629–632

[36] Stevens R. P., T. H. Peirce, P. C. Dooley et al.: Bilateral spontaneous pneumothorax in nongestional choriocarcinoma. Can. Med. Assoc. J. **120** (1979) 830–831

[37] Stolzenberg J., J. P. Clenents: Bilateral simultaneous pneumothorax during radiation therapy for metastatic disease from osteogenic sarcoma: a case report and review of the literature. Radiol. Clin. Biol. **39** (1970) 437–442

[38] Tawney S., H. W. Berger, S. L. Stauber: Spontaneous pneumothorax in metastatic carcinoma of the cervix. Chest **84** (1983) 650

[39] Torrington K. G., D. G. Ashbaugh, E. G. Stackle: Recklingshausen's disease – occurrence with intrathoracic vagal neurofibroma and contralateral spontaneous pneumothorax. Arch. Intern. Med. **143** (1983) 568–569

[40] Vetter N., E. Berger, I. Otupal et al.: Rezidivierende bilaterale Pneumothoraces bei progredienter Lungenfibrose nach einer Kombinationstherapie mit BCNU. Prax. Klin. Pneumol. **39** (1985) 102–105

[41] Vetter N.: Die pulmonale Histiocytosis X. Dtsch. med. Wschr. **110** (1985) 1892–1896

[42] Watt A. G.: Spontaneous pneumothorax: a review of 210 consecutive admissions to Royal Perth Hospital. Med. J. Aust. **1** (1978) 186–188

[43] Webb W. R., M. D. Goodman: Fibrosing alveolitis in patients with neurofibromatosis. Diagn. Radiol. **122** (1977) 289–293

[44] Yeung K. Y., J. D. Bonnet: Spontaneous pneumothorax with metastatic malignant melanoma. Chest **71** (1977) 435–436

[45] Zeidler D.: Die pulmonale Histiozytosis X. Prax. Klin. Pneumol. **37** (1983) 608–610

[46] Ziser A., A. Väänänen, Y. Melamed: Diving and chronic spontaneous pneumothorax. Chest **87** (1985) 264–265

Die unterschiedliche Symptomatik der verschiedenen Formen des Pneumothorax

U. Cegla

Normal ist der Pleuraspalt ein hypothetischer Raum, der eine kleine Menge Pleuraflüssigkeit, die die Reibung zwischen den visceralen und parietalen Oberflächen vermindert, enthält.

Im Vergleich zum atmosphärischen Druck, dieser negative Druck hält die Lunge gedehnt, ist der Druck in diesem potentiellen Spalt negativ.

Jeder Riß oder jede kleine Öffnung in der parietalen oder visceralen Pleura bringt diesen Zwischenraum in Verbindung mit dem mehr positivem atmosphärischen Umgebungsdruck; die Luft dringt in den Raum ein (es entsteht ein Pneumothorax), die Lungendehnung kann nicht aufrecht erhalten werden und die Lunge kollabiert.

Art und Vorgang, die diesem Einreißen der Pleura visceralis oder parietalis zugrundeliegen, entscheiden über Prognose und das therapeutische Vorgehen bei einem Pneumothorax.

Normalerweise können wir 3 ätiologische Kategorien des Pneumothorax unterscheiden:

1 spontan: wobei wir den symptomatischen vom idiopathischen Pneumothorax abtrennen.
2 iatrogen
3 traumatisch.

Innerhalb jeder Kategorie kann der Pneumothorax entweder unkompliziert oder mit verschiedenen Komplikationen einhergehen.

Tabelle 1 Pneu-Komplikationen

Spannungspneu
Haut-, Mediastinalemphysem
Haematothorax
Pyothorax
akute respiratorischeInsuffizienz
fehlende Reexpansion der Lunge

Der Spontanpneumothorax tritt in der Regel aus „heiterem Himmel" auf, ohne daß ein Trauma oder die „Intervention" eines Arztes vorangegangen ist. Das Ereignis trifft ein anscheinend gesundes Individuum; bei näherer Untersuchung kommt evtl. eine zugrunde liegende andere Lungenkrankheit zutage. [1]

Zwei gänzlich unterschiedliche Mechanismen können zu einem Spontanpneumothorax führen. [2]

An erster Stelle ist hier ein Einriß der Pleura visceralis (zum Beispiel eine bronchopleurale Fistel) zu nennen, der entweder vom Platzen einer subpleuralen Blase oder von einem Lungenparenchymprozeß, der die viscerale Pleura erodiert hat, herrührt, zum Beispiel einer nekrotisierenden Pneumonie.

Der zweite Mechanismus ist eine teilweise bronchiale Obstruktion, die sich wie ein check-valve verhält, der zu einer zunehmenden Überblähung der distalen Lungenanteile führt. Letztendlich kommt es aufgrund des Überdruckes zu einem Einreißen entlang des bronchovasculären Raumes bis in den Lungenhilus und von dort direkt in das Mediastinum. Hierdurch wird die Luft im wahrsten Sinne des Wortes ins Mediastinum gepumpt, was zu einem Pneumo-Mediastinum führt. Wenn der Prozeß anhält, dehnt sich die Luft vom Mediastinum in 2 Richtungen aus:

1 in die Fascien der Halsregion, was zu einem subkutanen Emphysem führt und
2 durch die viscerale Pleura in einen (gewöhnlich den rechten oder beide) Pleuraräume, was zu einem Pneumothorax führt.

Die Unterscheidung zwischen diesen beiden Entstehungsmechanismen eines Pneumothorax kann nur durch Beobachtung der Abfolge der klinischen Symptome bzw. des auskultatorischen oder radiologischen Nachweises von Luft im Mediastinum erfolgen. [3]

Betrachtet man die Häufigkeit von Pneumothoraces, so findet sich in der Jugend ein Altersgipfel zwischen dem 20. und 30. Lebensjahr und nachfolgend ein zweiter Gipfel im 6. bis 7. Lebensjahrzehnt. [4]

Das Verhältnis männlich zu weiblich beträgt etwa 4–5:1, wobei insbesondere schlanke, dünne Individuen betroffen sind; das Risiko der Dünnen, Schlanken erhöht sich noch durch den Konsum von Zigaretten. [5]

Tabelle 2 Grundkrankheiten symptomatischer SP-Pneu

Lungenemphysem
Asthma bronchiale
Granulomatosen
Fibrosen
Abszesse
Malignome
Endometriose
Bindegewebestörungen (Marfan, Ehlers-Danlos)

Außerdem ist eine Häufung von Pneumothoraces bei Neugeborenen zu beobachten.

Bei jungen, sonst gesunden Individuen ohne Nachweis von röntgenologischen Veränderungen entsteht der Spontanpneumothorax normalerweise durch Platzen von subpleuralen, apikal gelegenen Blasen.

Normalerweise entsteht ein Pneumothorax in ruhiger sitzender Stellung und nur bei etwa 20% wird das Entstehen eines Pneumothorax bei starker Anstrengung und Bewegung beobachtet.

Etwa 5% geben an, daß der Pneu nach einem starken Husten oder Nießen aufgetreten ist.

Ein Spontanpneumothorax, der bei hierfür „atypischen Patienten", also älteren Menschen, Menschen von kurzer, adipöser Körpergestalt auftritt, sollte immer daran denken lassen, daß eine andere Lungenkrankheit, die bisher unentdeckt geblieben ist, Ursache dieses Pneus ist; besonders, wenn zusätzlich ein Pneumo-Mediastinum vorliegt. Jede diffuse interstitielle Lungenkrankheit disponiert bzw. redisponiert zu einem Pneumothorax; jede nekrotisierende Pneumonie einschließlich der Tuberkulose kann sich in Form eines Pneumothorax erstmalig manifestieren.

Tabelle 3 Iatrogener Pneu

Subclaviakatheter
Reanimation
IPPB-Beatmung (einschließlich Narkose)
Biopsie: transthorakal, transbronchial, Niere, Leber, usw.
Thoraxdrainage
Paravertebrale Injektion
Akupunktur

Spontanpneumothoraces treten relativ häufig bei Patienten mit Lungenemphysem insbesondere bei Patienten mit bullösem Lungenemphysem auf.

Ein iatrogener Pneumothorax entsteht am häufigsten nach invasiven Manipulationen am Thorax wie Pleurapunktion, transbronchiale Biopsie, Legen eines Subclaviakatheters, Reanimation.

Ein Pneu kann aber auch bei anderen invasiven Eingriffen, insbesondere im Halsbereich oder am Abdomen (zum Beispiel Leberbiopsie, transtracheale Aspiration, intercostaler Nervenblock) beobachtet werden.

Der Pneumothorax ist auch eine häufige Komplikation bei Beatmung mit positivem Druck.

Patienten, die mit positivem Druck beatmet werden, haben zudem häufig andere pneumologische Erkrankungen, die zu einer partiellen Bronchialverlegung führen (zum Beispiel eine Schwellung der Bronchialschleimhaut, eine Sekretverhaltung oder beides), so daß aufgrund des oben beschriebenen Mechanismus das Entstehen eines Pneumothorax sich häufig von selbst erklärt. [2, 7]

Der traumatische Pneumothorax bietet in der Regel keine diagnostischen Probleme, wenn es zu einem offenen Thoraxtrauma gekommen ist. Ein traumatischer Pneu kann auch bei nicht penetrierenden Thoraxtrauma entstehen, besonders im Zusammenhang mit Rippenfrakturen und Einrissen der Pleura visceralis; zu denken ist immer auch an eine Bronchusruptur bei einem Decelerationstrauma. Weitere Ursachen sind Oesophagusruptur, bei der die Luft ins Mediastinum eintritt und nachfolgend in die Pleuraräume durchdringt. [6]

Der Pneumothorax wird auch nach traumatischen Zwerchfelleinrissen beobachtet (z. B. Stiche im Bauchraum, Geschoßverletzungen).

Die klinische Symptomatik eines Pneumothorax hängt von dessen Größe und den begleitenden klinischen Umständen ab; vom Vorhandensein anderer Lungenerkrankungen und letztendlich auch von auslösenden Mechanismen.

Bei großen dünnen Menschen liegt in der Regel ein Einreißen von apikalen Pleurablasen vor; wir beobachten Schmerzen im Brustkorb und Dyspnoe als häufigste Krankheitszeichen. Der Schmerz beginnt normalerweise plötzlich und ähnelt einem Pleuraschmerz, nach wenigen Stunden kommt es häufig zu einem Übergang in einen dumpfen, tiefen, bohrenden Schmerz; dieser Schmerz löst sich spontan nach 2–3 Tagen. Nur ca. 10% aller Patienten beobachten keinen Schmerz.

Dyspnoe kommt in ca. 80% der Fälle mit Pneumothorax vor, wobei sich die Dyspnoe oft spontan binnen 24 Stunden zurückbildet obwohl der Pneumothorax anhält.

Ein trockener Reizhusten steht bei etwa 10% im Vordergrund der Beschwerden, gelegentlich ist es das Haupt- oder das einzigste Zeichen eines Pneumothorax.

Weniger als 5% aller Patienten mit Pneumothorax sind beschwerdefrei.

Tabelle 4 Pneu-Beschwerden

90% Schmerzen: akut, scharf, ausstrahlend, spontan nach 2–3 Tagen besser
80% Dyspnoe: spontan in 24 h besser
10% trockener Reizhusten
5% beschwerdefrei trotz ausgedehntem Pneu

Es muß hier erwähnt werden, daß keine Korrelation zwischen der Größe und dem Ausmaß des Pneumothorax und der klinischen Symptomatik besteht. [1]

Die häufigsten physikalischen Untersuchungsbefunde sind Tachypnoe, verminderte inspiratorische Beweglichkeit der befallenen Thoraxseite, tympanistischer Klopfschall, verminderter Stimmfremitus, verminderte Atemgeräusche auf der befallenen Seite.

Bei Patienten mit einem check-valve-Mechanismus führt die Symptomfolge häufig auch zu initialen Beschwerden eines substernalen Druckes oder Unwohlgefühles, was häufig dazu führt, daß eine cardiale Erkrankung angenommen wird [1, 2].

Ein Mediastinalemphysem wird oft auskultatorisch durch das Vorhandensein des Hammanschen Zeichens festgestellt: Dieses von Hamman [3] beschriebene charakteristische Geräusch bei der Herzauskulation ist für ein Mediastinalemphysem bezeichnend: Die Luft im mediastinalen Gewebe vor dem Herzen bewirkt ein herzschlagsynchrones lautes plätscherndes oder knisterndes Geräusch. Dieses unverkennbare Auskultationsphaenomen ermöglicht es oft, die Diagnose eines Mediastinalemphysems zu stellen bevor dieses mit Röntgenbildern nachgewiesen oder in der Halsgegend palpiert werden kann. Gelegentlich wird dieses Geräusch allerdings falsch als Pericarditis oder Pneumo-Haemo-Pericard interpretiert. [6]

Das Beschwerdebild und die Zeichen des Pneumothorax können unter Umständen Änderungen erfahren.

Die Dyspnoe kann durch andere zugrundeliegende Lungenerkrankungen deutlich verstärkt werden. Andere Zeichen können insbesondere bei schwer verunglückten oder mechanisch beatmeten Patienten nicht erkennbar sein. Bei einem Emphysematiker mit schwerer Überblähung und vermindertem Atemgeräusch ist das Erkennen eines Pneumothorax mittels physikalischer Untersuchung sehr schwierig.

Der Schlüssel zur Diagnose ist und bleibt das Röntgenbild; zu beachten ist: das Röntgenbild wird in Exspiration angefertigt (erhöhter Kontrast Luft/Gewebe), ein vorhandenes Hautemphysem kann Lungenstrukturen vortäuschen, so daß ein Pneu häufig nicht erkannt wird. [8].

Da sich nicht selten die Differentialdiagnose zu cardialen Erkrankungen stellt, muß beachtet werden, daß das EKG beim Pneumothorax verändert sein kann.

Linksseitiger Pneumothorax führt zu einer Rechtsverschiebung der frontalen QRS-Achse, zu verminderten praecordialen R-Voltagen, zu verminderter QRS-Amplitude und zu einer Inversion der praecordialen T-Wellen.

Auch ein elektrischer Alternans kommt beim Pneumothorax vor. [9]

Ein rechtsseitiger Pneumothorax verschiebt die Frontalachse nach links, EKG-Veränderungen sind allerdings weniger ausgeprägt als beim linksseitigen Pneumothorax.

Außer den rein mechanischen Erklärungen für die Verschiebung der EKG-Achse und der Amplituden, haben Master [10] und auch Littmann [11] daraufhin gewiesen, daß der Luftgehalt zwischen Sternum und Herz deutlich zunimmt, was ebenfalls zu verminderten Spannungsableitungen führt.

Komplikationen des Pneumothorax können bei jeder der oben genannten Ätiologie entstehen; wobei wir zwischen akuten und länger bestehenden Komplikationen unterscheiden.

Akute Komplikationen beinhalten den Spannungspneumothorax, das akute Atemversagen, beidseitigen Pneumothorax, Haematothorax, Pyothorax.

Während als Langzeitkomplikationen Pneumothoraxrezidive, sowie die Unfähigkeit des Pneumothorax sich zu resorbieren, angesehen werden. [12]

Der Spannungspneumothorax tritt in der Regel plötzlich auf und kann auch bei einem sonst völlig gesunden Individuum zum Tode führen.

Bei dieser Komplikation wird aufgrund eines Ventilmechanismus ständig Luft in den Pleuraraum gepreßt, die dann von dort nicht entkommen kann.

Diese Störung erhöht den Pleuradruck so stark, daß auf der einen Seite die Lunge völlig kollabieren kann, auf der anderen Seite aber auch das Mediastinum nach kontralateral verschoben wird und die nicht befallene Lunge komprimiert.

Häufig kommt es durch Ruptur einer apikalen Blase und Einriß der Pleura visceralis zur Bildung einer Klappe, die sich bei der Inspiration öffnet und bei der Exspiration wieder schließt.

Tabelle 5 Pneu: Seltenere Symptome

blutiger Auswurf
zentrale Cyanose
Schwitzen im Thoraxbereich
Orthopnoe
Oppressionsgefühl im Thorax

Der Spannungspneumothorax kann sich aber auch bei intrabronchialen checkvalve-Phaenomen bilden, wenn die Luft ständig ins Mediastinum und nach Ruptur der Pleura mediastinalis in den Pleuraraum gepumpt wird. Dieser Mechanismus kann sich beim iatrogenem und traumatischem Pneu ausbilden. [6]

Die klinischen Symptome des Spannungspneu sind:

zunehmende Atemnot, Tachycardie, Verschiebung der Trachea und der Mediastinalstrukturen zur kontralateralen Seite, zunehmende Tympanie der befallenen Seite. Die Patienten werden zusätzlich unruhig, ängstlich, blaß, kaltschweißig und tachycard. Wegen der Möglichkeit einer Kompression der Vena azygos ist ein rechtsseitiger Spannungspneumothorax gefährlicher als ein linksseitiger. Die Röntgenaufnahmen bestätigen die Diagnose und eine sofortige Dekompression mit Nadel oder Drainage ist lebensrettend.

Je nach Geschwindigkeit der Ausfüllung des Spannungspneumothorax kann die Verschlimmerung innerhalb von Minuten ein dramatisches, akut lebensbedrohliches Zustandsbild mit Verdrängung der Mediastinalorgane und Mediastinalflattern herbeiführen.

Häufig kommt es durch Runterpressen der Zwerchfelle zur Entwicklung eines Spitzbauches. [13]

Ein Spannungspneumothorax kann sich auch langsam innerhalb von Tagen entwikkeln.

Ein Hautemphysem (bei offenem Pneumothorax oder nach erfolgter Bülau-Drainage) ist meist harmlos.

Bei Patienten fühlt man über diesen Arealen das typische Knistern. Radiologisch sind die subkutanen Lufteinlagerungen leicht erkennbar. In einigen Fällen kann das Hauptemphysem auch Hals und Gesicht einbeziehen (es besteht dann die Gefahr der Glottisschwellung).

Die submuküse Lufteinlagerung in die Plicae vocales ist an der plötzlich auftretenden hohen Stimmlage erkennbar. [11]

Akutes Atemversagen entsteht bei Patienten, die von vornherein schon unter schweren Lungenerkrankungen leiden und im Rahmen des Pneus noch einen kritischen Anteil ihrer Lungenfunktion verlieren.

Ein zweiseitiger Pneumothorax tritt selten auf und wird in der Regel ohne Röntgenaufnahme nicht entdeckt.

Ein Haematothorax kann einen Pneumothorax komplizieren. Er ist auch potentiell tödlich, da der Pleuraraum große Mengen Blut aufnehmen kann (etwa 6 Liter) und nicht in der Lage ist, die Blutung zu tamponieren. [6]

Tabelle 6 Pneu: Klinische Untersuchungsbefunde

Abschwächung: Thoraxbeweglichkeit Stimmfremitus Atemgeräusch
Intercostalräume vorgewölbt
Trachea verlagert
Hautemphysem: Stimmlage
Hamman'sches Zeichen

Bei anscheinend gesunden Individuen, die einen symptomatischen Pneumothorax entwickeln, ist die Entwicklung jedes Pleuraergusses eine Indikation zur diagnostischen Pleurapunktion, um eine Blutung auszuschließen.

20% der Pneumothoraxpatienten entwickeln einen Pleuraerguß, der meistens nicht blutig ist. Eine Verschattung des costo-phrenischen Winkels benötigt, um erkannt zu werden, ca. 200 cm^3 Flüssigkeit; was schon einen erheblichen akuten Blutverlust darstellt.

Bei sonst gesunden Individuen sind Blutungen bei rezidivierendem Pneumothorax dadurch häufiger, daß vaskuläre Verbindungen und Adhaesionen zwischen Pleura visceralis und parietalis reißen. Wenn es zu keiner Tamponade kommt, kann ein solcher Patient schnell aus einer „gutartigen" Blutungsquelle verbluten.

Die Blutungsquellen bei anderen Formen des Pneumothorax sind variabel; es gilt die gleiche Grundregel: bei jedem Erguß muß eine Pleurapunktion durchgeführt werden, um einen Haematothorax auszuschließen.

Der Pyothorax folgt einem Pneumothorax wenn außer Luft Bakterien Zugang zum Pleuraraum haben.

Tabelle 7 Spannungspneu – Symptome

Thoraxschmerz
Atemnot zunehmend
Reizhusten
Unruhe
Blässe
kalter Schweiß
Trachealverlagerung
(Einflußstauung)
(Spitzbauch)

Der Pyothorax ist beim Spontanpneumothorax, der nicht aufgrund anderer zugrunde liegender Lungenerkrankungen oder nekrotisierender Pneumonien oder penetrierender Traumata bedingt ist, selten.

Symptome und klinische Befunde entsprechen denen eines Empyems.

Die Wiederholungsrate nach erstem Pneumothorax bei sonst gesunden Patienten liegt bei 10–50%.

Etwa 60% aller Patienten erleidet ein 2. Pneumothoraxrezidiv; danach übersteigt die weitere Rezidivquote 85%.

Deshalb ist eine Thorakotomie normalerweise nach dem 2. oder 3. Pneumothoraxrezidiv indiziert. [2]

Literatur

[1] Katz, S. In: Respiratory Emergencies (Shibel E., Moser K. M.) p. 182, C. V. Mosby Company, Saint Louis 1977.

[2] Clausen, J. L. In: Manual of Clinical Problems in Pulmonary Medicine. (Bordow R. A., E. W. Stool, K. M. Moser, Eds.) p. 63. Little Brown and Company, Boston 1980.

[3] Hamman, L.: Mediastinal emphysema. The Frank Billings Lecture. J. Amer. med. Ass. **128** (1945) 1.

[4] Klech, H.: Der Pneumothorax im Alter. Fortschr. Med. **103** (1985) Nr. 46 1062.

[5] Kawakami Y., T. Irie, K. Kamishima: Stature, lung height, and spontaneous pneumothorax. Respiration **43** (1982) 35.

[6] Glinz W.: Thoraxverletzungen 2. Aufl., Springer, Berlin–Heidelberg–New York 1979.

[7] Antoni R. O., J. L. Ponka: The hazards of iatrogenic pneumothorax in certain diagnostic and therapeutic procedures. Surg. Gynecol. Obstet. **113** (1961) 24.

[8] Green R., T. C. McLoud, P. Stark.: Pneumothorax Semin. Röntgenol. 12 (1977) **313**.

[9] Diamond J. R., M. N. Estes: ECG changes associated with iatrogenic left pneumothorax simulating anterior myocardial infarction. Am. Heart J. **103** (1982) (2) 303.

[10] Master A. M.: The electrocardiographic changes of pneumothorax in which the heart has been rotated. Am. Heart J. **3** (1928) 472.

[11] Littmann D.: Electrocardiographic phenomena associated with spontaneous pneumothorax and mediastinal emphysema. Am. J. Med. Sci. **212** (1946) 682.

[12] Editorial: Spontaneous pneumothorax. Br. Med. J. **2** (1976) 1407.

[13] Rutherford R. B., H. H. Hurt, R. D. Brickman: The pathophysiology of progressive tension pneumothorax. J. Trauma **8** (1968) 212.

Therapie der verschiedenen Formen des Pneumothorax

D. Krumhaar

Aus Gründen der Übersicht soll die Therapie des Pneumothorax sich an den beiden ätiologisch unterschiedlichen Formen des traumatischen und des spontanen Pneumothorax orientieren.

Der *traumatische Pneumothorax* in seiner unkomplizierten Form (Beispiel: kleiner Partialpneu im Rahmen einer Pleurapunktion) bietet therapeutisch keine größeren Probleme.

Ganz andere Verhältnisse liegen vor, wenn Chirurgen und Intensivmediziner mit dem echten pneumologischen Notfall eines komplizierten traumatischen Pneumothorax konfrontiert werden. Bei den häufig polytraumatisierten Patienten kann bereits die Reihenfolge der einzuleitenden therapeutischen Schritte über Leben und Tod des Schwerverletzten entscheiden. Hierbei haben das Freimachen der Atemwege und die Restitution der ventilatorischen und respiratorischen Funktion bekanntlich oberste Priorität.

Als komplizierte Formen des traumatischen Pneumothorax seien genannt: der Spannungspneumothorax, der besonders häufig im Gefolge von Rippenfrakturen mit Lungenanspießung beobachtet wird, der offene Pneumothorax infolge eines größeren Thoraxwanddefekts (Beispiel: Pfählungsverletzung), sowie der Hämato-Pneumothorax durch Begleitverletzung großer intrathorakaler Gefäße und schließlich der Pneumothorax mit ausgedehntem mediastinalem und collarem Hautemphysem, letzterer hinweisend auf die Möglichkeit einer Bronchusruptur oder einer Trachealverletzung.

Im Rahmen dieses Kurzreferats können die therapeutischen Maßnahmen bei den verschiedenen Formen des traumatischen Pneumothorax nur stichwortartig abgehandelt werden.

Ein kleiner Mantelpneu von ein Querfinger Breite oder ein winziger Partialpneu iatrogener Genese in der Thoraxkuppe bedarf keines daumendicken Thoraxdrains. Hier kann abgewartet werden. Dabei sind Maßnahmen zur Vermeidung einer intrathorakalen Drucksteigerung angezeigt und engmaschige Röntgen-Thorax-Kontrollen in zunächst 6–8stündigen Abständen, um gegebenenfalls bei Zunahme des Pneumothorax mit entsprechender Dyspnoe eine Saugdrainagebehandlung einzuleiten. Meist kommt es aber zur Spontanresorption der wenigen Luft im Pleuraraum innerhalb einiger Tage.

Insbesondere nach Anlegung von Subclavia- und Cava-Kathetern ist jedoch Vorsicht am Platze, da uns in den vergangenen Jahren mehrere solcher Patienten mit massiven Pneumothoraces, vereinzelt sogar mit Spannungssymptomatik zugewiesen wurden, die umgehend mittels Thorax-Saugdrainage behandelt werden mußten.

Jedem Anästhesisten, Intensivmediziner und Thoraxchirurgen sind die im Rahmen von Narkosen und Überdruckbeatmungen auftretenden ein- und doppelseitigen Pneumothoraces und insbesondere die lebensbedrohlichen Spannungspneus unter Beatmung geläufig. Hierbei wurden nach Glinz [4] beim Spannungspneumothorax unter künstlicher Beatmung intrapleurale Drucke von über 40 mmHg gemessen.

Sind bei polytraumatisierten Patienten, die gleichzeitig Rippenfrakturen erlitten hatten, operative Eingriffe unter Narkose mit anschließender Beatmung erforderlich, empfiehlt sich die vorherige „prophylaktische« Thorax-Saugdrainage zur Vermeidung eines Spannungspneus.

Zweifellos ist der Spannungspneumothorax, der außer im Zusammenhang mit Narkosen und Überdruckbeatmungen auch grundsätzlich bei jedem traumatischen Pneumothorax entstehen kann, die dramatischste und akut lebensbedrohlichste Komplikation.

Wie bereits erwähnt, muß nach Anspießung des Lungenparenchyms durch spitz zulaufende frakturierte Rippen immer mit der Möglichkeit der Entstehung eines Spannungspneus gerechnet werden.

Die Therapie des Spannungspneus orientiert sich folgerichtig an den pathophysiologischen Gegebenheiten.

Der infolge des broncho-pleuralen Ventilmechanismus immer höher ansteigende Druck im Pleuraraum führt erstens zur Mediastinalverlagerung zur Gegenseite mit resultierender Drosselung des venösen Rückflusses zum Herzen, Absinken des HZV und des arteriellen Blutdrucks und zweitens zu einer immer stärkeren Hypoxie infolge Kompression der kontralateralen Lunge. Tierexperimentelle Untersuchungen von Rutherford u. Mitarb. [12] ergaben, daß zumindest unter Spontanatmung der Mechanismus Hypoxie durch Lungenkompression entscheidender ist als der des behinderten venösen Rückflusses.

Die zwingende und buchstäblich lebensrettende therapeutische Erstmaßnahme beim Spannungspneumothorax muß auf die sofortige Druckentlastung abzielen, weil nach Absinken des arteriellen Blutdrucks der Exitus letalis innerhalb weniger Minuten eintritt.

Am Unfallort oder auch notfallmäßig in der Klinik wird eine möglichst dicklumige Flügelkanüle im dritten Intercostalraum in der Medioclavicularlinie der betroffenen Thoraxseite eingestochen. Die unter hohem Druck zischend entweichende Luft ist, – wie ich aufgrund mehrfacher eigener Erfahrung sagen kann, – ein unvergeßliches Erlebnis. Hierdurch ist der akut lebensbedrohliche Zustand schlagartig abgewendet, und der gefährliche Spannungspneumothorax in einen sozusagen „normalen“ und harmlosen Pneumothorax umgewandelt. Man hat nun genügend Zeit, eine adäquate Thorax-Drainage-Behandlung anzuschließen. Übrigens kann man sich überflüssige Aktionen, wie das Anbringen eines perforierten Gummifingerlings an die Punktionskanüle ersparen.

Der in Friedenszeiten relativ seltene, sog. offene Pneumothorax, bei dem infolge eines größeren traumatischen Thoraxwanddefekts eine ungehinderte Kommunikation zwischen atmosphärischem Druck und Pleuraraum besteht, erfordert ebenso wie der Spannungspneu sofortiges therapeutisches Handeln. Die über den Defekt in den Pleuraraum eindringende Luft führt zum hochgradigen Lungenkollaps der betroffenen Seite, zur Kompression der kontralateralen Lunge und zum Mediastinalflattern im In- und Exspirium, wodurch sich die Situation einer paradoxen Atmung mit resultierender lebensbedrohlicher Hypoxie ergibt.

Unter Notfallbedingungen am Unfallort ist der möglichst umgehende luftdichte Verschluß der offenen Thoraxwunde mittels Kompressen und eines dachziegelförmig auf dem Thorax angebrachten Heftpflasterverbandes anzustreben. Hierdurch wird die Umwandlung des weit offenen in einen geschlossenen Pneumothorax erreicht.

In der Klinik erfolgt dann als Methode der Wahl die Intubation und Beatmung, was zur Wiederausdehnung der Lunge und Beseitigung des Mediastinalflatterns führt. Zugleich können die Wundrevision, der operative Verschluß des Thoraxwanddefektes sowie die Thoraxdrainage ohne Zeitnot vorgenommen werden.

Eine weitere komplizierte Form des traumatischen Pneumothorax ist der Hämato-Pneumothorax, der die Einlegung einer – oder bei größerem Blutverlust auch zweier, – dicklumiger Thorax-Saugdrainagen, Charriere 28 erfordert. Bevorzugte Drainagestelle ist der 4. Intercostalraum in der mittleren Axillarlinie. Unter einer solchen adäquaten Dauersaugdrainage sistieren die meisten traumatischen Lungenparenchymblutungen. Nur bei anhaltend hohem Blutverlust von über 100 ml/Std. muß thorakotomiert werden, da von der Verletzung größerer intrathorakaler Gefäße auszugehen ist.

Als letzte Form des komplizierten traumatischen Pneumothorax sei der Pneumothorax in Kombination mit massivem Hautemphysem erwähnt, der diagnostisch und therapeutisch besondere Schwierigkeiten bietet. Auch hier ist die sofortige Thorax-Saugdrainage die Behandlungsmethode der Wahl. Kommt es dabei auch nach Erhöhung des Sogs über 25 cm H_2O nicht zur Ausdehnung der Lunge, muß an eine Verletzung, evtl. sogar Ruptur der Trachea oder eines größeren Bronchus gedacht werden. Es muß dann unbedingt bronchoskopiert werden; hierbei kann beim beatmeten Patienten via Tracheal-Tubus das dünnlumige flexible Bronchoskop eingeführt werden. Eine Extubation zum Zwecke der Bronchoskopie ist also unnötig.

Bei adäquater Thorax-Saugdrainage erübrigt sich meist die Anlegung multipler Hautinszisionen, die beim massiven collaren Hautemphysem propagiert wird. In Einzelfällen bevorzugten wir mehrere dicklumige Kanülen, die in die Weichteile des oberen Thorax im Halsbereich eingestochen wurden.

Therapie des Spontanpneumothorax

So groß die unterschiedlichen Auffassungen über die Ätiologie des Spontanpneumothorax sind, – ich verweise auf die althergebrachte Einteilung in idiopathischen und symptomatischen Pneu, – so unterschiedlich und divergierend, ja geradezu konträr sind sie bezüglich der Frage nach der optimalen Therapie.

Es ist eine altbekannte Tatsache, daß bei einem Angebot zahlreicher therapeutischer Methoden für ein und dieselbe Erkrankung keine einzige als optimal, – also als „Therapie der Wahl", – angesehen werden kann.

Die Therapieempfehlungen beim Spontanpneumothorax gehen von dem einen Extrem, nämlich der 4–6wöchigen Bettruhe bei Akzeptanz einer hiermit verbundenen Rezidivquote von 30–50% [7] bis zum anderen Extrem, der Empfehlung der doppelseitigen Thorakotomie jeweils kombiniert mit Pleurektomie [2] bei jedem Spontanpneumothorax.

Die Therapie des Spontanpneumothorax sollte grundsätzlich zwei Ziele verfolgen:

1. eine möglichst rasche Wiederausdehnung der Lunge ist anzustreben unter Vermeidung von Parenchym- und Pleuraschäden mit resultierenden negativen lungenfunktionellen Spätfolgen.
2. die Zahl der Pneumothorax-Rezidive im Anschluß an die Therapie sollte gering sein.

Es werden im Schrifttum drei therapeutische Prinzipien propagiert:

1. die konservative Therapie, die mit Ausnahme von winzigen partiellen Pneumothoraces in hohem Alter und bei Patienten mit Risikofaktoren als obsolet angesehen werden muß. Nach diesem Vorgehen beträgt die Quote der Rezidiv-Pneumothoraces im Schrifttum zwischen 30 und 50%.
2. die Thorax-Saugdrainage, die heute wohl am häufigsten angewandte Methode zur Behandlung des Spontanpneumothorax. Vor Einlegung des Thorax-Drains sollte regelmäßig thorakoskopisch versucht werden, die Ursache des Spontanpneus zu klären, um ggf. operative Maßnahmen, z. B. bei großen bullösen Lungenveränderungen ohne Zeitverlust anzuschließen. Wir selbst lehnen übereinstimmend mit

anderen Autoren [6, 10, 17] thorakoskopische Verschorfungen und Einbringung diverser chemischer Substanzen in die Pleurahöhle ab, da hierdurch unkontrollierte Adhäsionen und ausgedehnte Verschwartungen provoziert werden können mit ungünstigen funktionellen Spätfolgen. Mit der von einigen Autoren [8, 14] empfohlenen thorakoskopischen Fibrin-Pleurodese haben wir selbst keine Erfahrung.

Wir bevorzugen seit längerer Zeit silikonisierte Argyle-Trokar-Thoraxdrainagen aus Kunststoff. Gegenüber den mancherorts verwendeten sehr dünnlumigen Kathetern [11], die Venen-Kathetern ähneln, haben sie den Vorteil eines hervorragenden Drainage-Effekts ohne abzuknicken und zu verstopfen. Das Thorax-Drain sollte entweder im 3. Intercostalraum in der Medioclavicularlinie oder seitlich in der mittleren Axillarlinie eingeführt werden.

Bei Wahl des letzteren Zugangs ist wegen der Gefahr der Zwerchfell-, Milz- oder Leberverletzung nach Glinz [4] die Höhe der Mamille zu beachten. Ohne Durchleuchtungskontrolle sollte niemals ein tieferer ICR als die Höhe der Mamillarlinie als Zugangsweg gewählt werden. Rezidivquote nach Drainage: 20% [13, 15].
3. Die Thorakotomie mit operativer Sanierung ist von der Logistik her die einzige Therapiemethode, die geeignet ist, die Ursache des Spontanpneumothorax, – meist handelt es sich um rupturierte subpleurale Emphysemblasen, – zu beseitigen und somit Rezidiv-Pneumothoraces zu vermeiden [9].

Wir sind deshalb übereinstimmend mit anderen Autoren [3, 6, 10, 19] der Meinung, daß jeder Patient mit einem Spontanpneumothorax letztendlich ein chirurgischer Patient ist.

Operativ [18] wird jeweils der kleinste Eingriff durchgeführt. Meist handelt es sich um periphere Resektionen sowie Umstechungen und Raffungen bullöser Bezirke.

Nur sehr selten sind Lobektomien bei weitgehender zystischer Umwandlung eines Lungenlappens indiziert.

Als sozusagen anerkannte etablierte Operationsindikationen gelten:

1. Der Rezidiv-Pneumothorax, da es sich gezeigt hat, daß es nach dem zweiten Spontanpneu in 56% und nach dem dritten in 65% zu einem Rezidiv kommt [1, 10].
2. Erfolglose, über einwöchige Saugdrainage, meist verursacht durch größere Zystenrupturen.
3. Thorakoskopisch oder röntgenologisch gesicherte großbullöse Lungenveränderungen.
4. Der Hämatopneumothorax verursacht durch Zerreißung gefäßhaltiger Pleuraadhäsionen, – insgesamt ein sehr seltenes Ereignis.

Wir selbst gehen seit über einem Jahrzehnt mit bestem Ergebnis über diese Indikationsliste hinaus und operieren jeden Spontanpneumothorax bei jungen

Patienten mit fehlenden Risikofaktoren. Rezidive nach operativer Behandlung sind Raritäten und werden im Schrifttum mit 0,5% beziffert [15].

Wir lehnen die mancherorts geübte totale Pleurektomie im Rahmen der operativen Sanierung der Emphysemblasen und bullösen Veränderungen ab, da schwere Blutungskomplikationen [16] und ausgedehnte Verschwartungen [10] im Gefolge dieser radikalen chirurgischen Maßnahme gehäuft mitgeteilt wurden.

Allenfalls ist eine kleine partielle Pleurektomie von knapp Handflächengröße indiziert, falls es im Anschluß an eine früher durchgeführte operative Sanierung zu einem Rezidiv kommen sollte.

Eigene Operationsergebnisse

In der Lungenklinik Havelhöhe (Berlin-West) wurden zwischen 1974 und 1984 insgesamt 171 Operationen wegen eines Pneumothorax durchgeführt, ⅔ der Patienten waren männlich; ⅓ weiblich.

Das Durchschnittsalter lag bei 24 (11–60) Jahren.

Bei 112 Patienten fanden sich zystische oder zystisch-narbige Veränderungen in Ein- und Mehrzahl von erbs- bis knapp bohnengröße. Kirsch- bis pflaumengroße Zysten waren bei weiteren 41 Patienten intraoperativ nachweisbar. Schließlich fanden wir Bullae bis zu Faustgröße in 18 Fällen. Somit hatten über ⅓ der bei uns operierten Patienten großzystische Lungenveränderungen.

141 Zysten waren in der Lungenspitze lokalisiert, 24 kombiniert in Segment 1 und anderen Lungenabschnitten und nur in 6 Fällen war die Lungenspitze nicht betroffen.

Bei 166 Patienten genügte operativ die Zystenentfernung in Form einer peripheren Resektion, häufig kombiniert mit Zysten-Umstechungen. Nur bei 5 Patienten mußten Segmentresektionen durchgeführt werden. In keinem Falle war eine Lobektomie oder Pneumonektomie erforderlich.

Die postoperativen Ergebnisse waren sehr gut. Kein Patient verstarb. Nur in 2 Fällen kam es zu einem kleinen Mantelpneu, der sich spontan resorbierte.

Literatur

[1] Andersen, B., J. B. Nielsen: Recurrent pneumothorax. Acta chir. Scand. **356** (1965) 160.

[2] Baronofsky, J. D., H. G. Warden, J. L. Kaufmann et al.: Bilateral therapy for unilateral spontaneous pneumothorax. J. Thorac. Surg. **34** (1957) 310.

[3] Brunner, A.: Die Eingriffe an der Brust und in der Brusthöhle. Springer, Berlin · Heidelberg · New York 1967.

[4] Glinz, W.: Thoraxverletzungen. Springer, Berlin · Heidelberg · New York 1978.
[5] Huzly, A.: Pneumothorax. Berl. Med. **19** (1968) 267.
[6] Huzly, A.: Cystische Lungenerkrankungen, Chirurgie. Pneumologie **143** (1970) 148.
[7] Hyde, L.: Conservative treatment of spontaneous pneumothorax. Dis. Chest **43** (1963) 476.
[8] Kaiser, D., W. Wolfart: Thorakoskopische Emphysemabtragung und Fibrinklebung beim Spontanpneumothorax. Prax. Klin. Pneumol. **37** (1983) 979–982.
[9] Krumhaar, D., U. Ramme, U. Holtz: Cysten und Bronchiektasen der Lunge. Chirurg **51** (1980) 560–575.
[10] Maaßen, W.: Spontanpneumothorax-Chirurgische Therapie. Therapiewoche **3** (1974) 214–218.
[11] Overath, G., N. Konietzko, H. Matthys: Anwendungsmöglichkeit eines dünnen Saugdrains in der Pulmologie. Therapiewoche **3** (1974) 208–214.
[12] Rutherford, R. B., V. L. Gott: Thoracic injuries. In: The management of trauma (W. F. Ballinger, R. B. Rutherford, G. D. Zuidema) pp. 285–344. Saunders, Philadelphia · London 1968.
[13] Schwander, R.: Spontanpneumothorax. Schweiz. Med. Wschr. **109** (1979) 109–136.
[14] Spiegel, M., J. Benesch, R. Siebenmann: Thorakoskopische Pleurodese beim Spontanpneumothorax. Prax. Klin. Pneumol. **37** (1983) 976–978.
[15] Swierenga, J., J. Wagenaar, P. Bernstein: The value of thoracoscopy in the diagnosis and treatment of diseases affecting the pleura and the lung. Pneumologie **151** (1974) 11.
[16] Thomeret, G., B. Debesse, Ph. Raimund: La pleurectomie parietale dans le traitement du pneumothorax idiopathique bénin. Ann. Chir. Thorac. Cardiovasc. **15** (1967) 161–166.
[17] Trendelenburg, F.: Diagnostik und Therapie des Pneumothorax. Therapiewoche **3** (1974) 203–207.
[18] Unholtz, K.: Richtlinien der chirurgischen Therapie des Spontanpneumothorax. Thoraxchirurgie **20** (1972) 303–307.
[19] Ungeheuer, E., W. Hartel: Der Spontanpneumothorax – seine Klinik und Therapie. Chir. Praxis **9** (1965) 83–90.

[illegible]
[illegible]
[illegible]
[illegible] Kap. [illegible] (1956) [illegible]
[illegible] 1976 [illegible]
[illegible] Kernspin [illegible] Berlin [illegible]
[illegible] Schneider, M. [illegible] (1974) [illegible]
[illegible] Proc. Natl. Acad. [illegible] (1968) [illegible]
[illegible]
[illegible]
[illegible]

Morphologische Veränderungen bei akutem Lungenversagen

K. Morgenroth

Einleitung

Ein Symptomkomplex mit Dyspnoe, Tachypnoe, Hypoxämie, reduzierter Compliance und bilateralen diffusen Lungeninfiltraten im Röntgenbild wird unter dem Begriff „akutes Lungenversagen", „Atemnotsyndrom des Erwachsenen" oder „Adult Respiratory Distress Syndrome" zusammengefaßt. Die Störungen können durch verschiedene Grundkrankheiten ausgelöst werden, bei denen eine Beeinträchtigung der Funktion der Atemwege oder Veränderungen am Alveolarsystem der Lunge bestehen [1].

Klinische und experimentelle Untersuchungen haben gezeigt, daß zwischen dem akuten Lungenversagen des Erwachsenen und dem Atemnotsyndrom des Neugeborenen enge Beziehungen bestehen. Bei beiden Erkrankungsformen ist als wesentlicher pathogenetischer Faktor eine Störung des Surfactantsystems der Lunge anzusehen, die zu einer Atelektase führt.

Seit den physiologischen Untersuchungen von Neergard und Wirz [2] (1929) ist bekannt, daß für die Aufrechterhaltung der geregelten Ventilation die Bereitstellung oberflächenaktiver Substanzen im Alveolarsystem der Lunge notwendig ist. An der Grenzfläche zwischen Luft und Gewebe besteht eine Oberflächenspannung, die um so größer ist, je kleiner der Radius der Alveole wird. Diese Oberflächenspannung hat die Tendenz, die Grenzfläche zwischen Alveolarwand und Luft zu verkleinern und die Krümmung auszugleichen. Das wirkt sich in der Inspiration als erhöhter Dehnungswiderstand und in der Expiration als verstärkte Retraktionskraft des Alveolarsystems aus.

Surfactantsystem der Lunge

Durch elektronenmikroskopisch-autoradiographische Untersuchungen mit tritiummarkierten Lipiden und Proteinen konnte nachgewiesen werden, daß die Synthese der oberflächenaktiven Substanzen an die Zellorganellen der Pneumozyten II gebunden ist [3] (Abb. 1). Das besondere morphologische Kennzeichen der Pneumozyten II sind die 0,2 bis 2 µm im Durchmesser großen Lamellenkörper, die etwa 18–24% des Zytoplasmas der Zellen ausmachen. Diese Lamellenkörper werden als Substrat der Syntheseleistung dieser Zellen aufgefaßt und mit den intrazytoplasmatisch gebildeten oberflächenaktiven Substanzen gleichgesetzt. Die Substanzen können aus den Lamellenkörpern durch den Vorgang der merokrinen Sekretion in die Alveolarlichtung ausgeschleust werden. Der Inhalt der Lamellenkörper wurde zytochemisch als Phospholipid identifiziert. Auch die gleichmäßige kontrastreiche Lamellenstruktur und ihre Ähnlichkeit mit anderen gelösten Phospholipiden lassen den Schluß zu, daß es sich um Substanzen handelt, die überwiegend aus Phospholipiden bestehen. Es wird heute als gesichert angesehen, daß der Inhalt der Lamellenkörper das intrazytoplasmatische, morphologische Äquivalent für die in den Pneumozyten II gebildeten oberflächenaktiven Substanzen darstellt [4] (Abb. 2).

Aus den autoradiographischen Untersuchungen kann abgeleitet werden, daß die Bausteine für die Synthese des Surfactant den Pneumozyten II über das Blutgefäßsystem zugeführt werden. Die Substanzen werden im endoplasmatischen Retikulum umgesetzt und erscheinen nach einer Passage des Golgi-Apparates in den

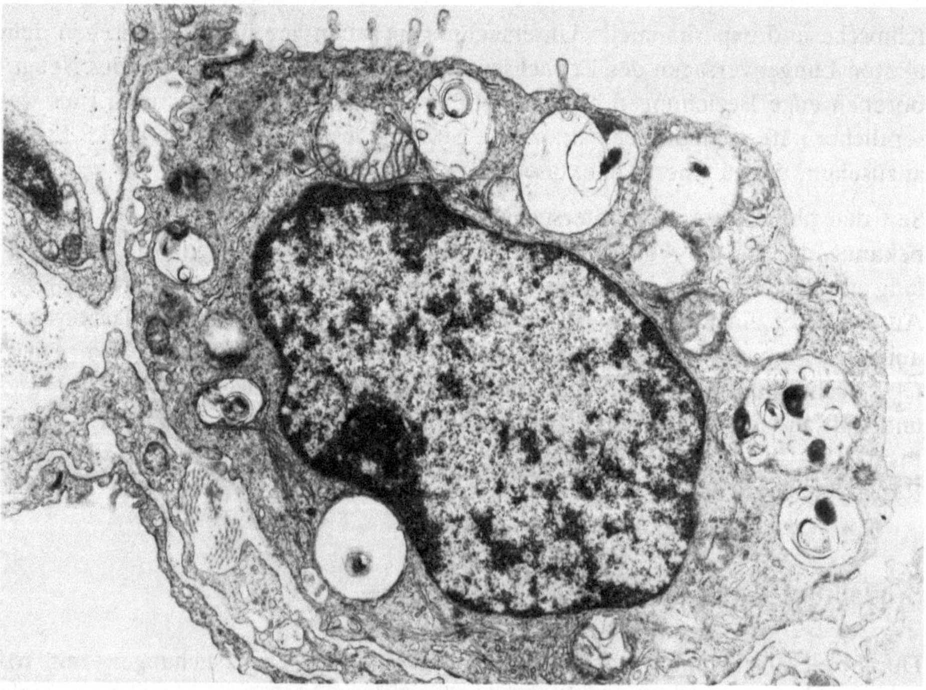

Abb. 1 Pneumozyt II. Kubische Alveolarepithelzelle mit zentral angeordneten Zellkern. Auf der Zelloberfläche Mikrovilli. Im Zytoplasma osmiophile Lamellenkörper. Unter der Epithelzelle Kapillarendothel der benachbarten Alveolarkapillare.
Transmissionselektronenmikroskopische Aufnahme: 15 000 ×

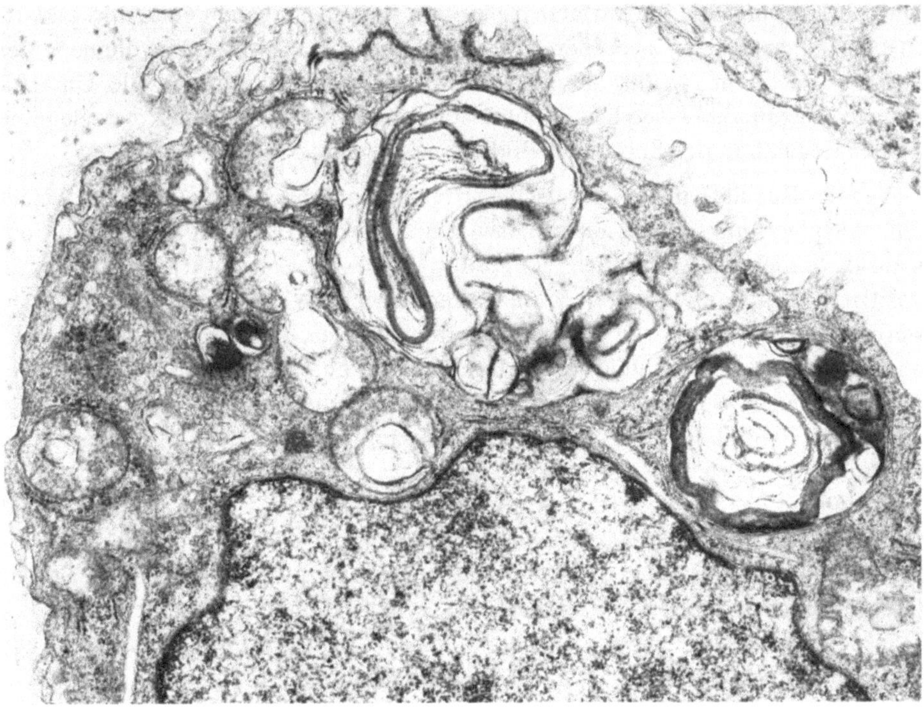

Abb. 2 Struktur der osmiophilen Lamellenkörper. In den von einer Membran abgegrenzten intrazytoplasmatischen Strukturen geschichtete, feine, kontrastreiche Phospholipidmembranen als Ausdruck der sekretorischen Leistung der Epithelzellen.
Transmissionselektronenmikroskopische Aufnahme: 27 000 ×

Lamellenkörpern angereichert. Die Lamellenkörper legen sich von innen der Zellmembran an. Die Membran der Lamellenkörper und die Zellmembran verschmelzen. Die Zellmembran öffnet sich und der Inhalt der Lamellenkörper wird in den Alveolarraum freigesetzt. Im Alveolarraum spreiten sich die Lipoproteine und legen sich als monomolekularer Film der Epitheloberfläche an. Die Oberfläche des Alveolarepithels wird durch diesen Film geglättet. Unebenheiten zwischen den Zellgrenzen werden durch den Oberflächenfilm ausgeglichen, so daß sich die Form der Alveole einer Kugelgestalt nähert.

Die oberflächenaktiven Substanzen werden aus einer Zusammenstellung aus surface-active agent als Surfactant bezeichnet. Der Surfactant ist chemisch keine reine Substanz sondern eine Mischung aus Lipiden bzw. Phospholipiden, Proteinen und Kohlehydraten. Der Lipidanteil beträgt etwa 90%. Die Proteine machen etwa 10% der Gesamtmenge aus. Das Lecithin bildet den wesentlichen Anteil der pulmonalen Lipide mit einem Anteil von 65%. Cholesterol und Phosphatidylglycerol machen noch einmal je 10% des Surfactant aus [5].

Die Mechanismen die die Surfactantsekretion steuern sind nicht endgültig geklärt. In der Lunge von Erwachsenen führt die Erhöhung des Minutenvolumens der Atmung zu einem Anstieg des alveolären Surfactant. Experimentelle Untersuchungen zeigen, daß Acetylcholin, beta-adrenerge Mediatoren und Prostaglandine an der Regulation der Surfactant-Bildung beteiligt sind [6].

Neben der Regulation der Oberflächenspannung in der Alveole hat das Surfactant eine wichtige Funktion im Bronchialsystem. Die in der Alveole gebildeten Substanzen werden wahrscheinlich zum Teil in der Expirationsphase der Atmung in das Bronchialsystem verschoben. Sie wirken dabei als wichtiger Faktor zur Stabilisierung der Bronchioli und Bronchioli terminalis, deren äußere Wandanteile nur aus glatter Muskulatur und lockerem Bindegewebe bestehen. Der Surfactant bildet außerdem einen wichtigen Faktor bei den Clearancemechanismen im Bronchialsystem. Die Gleitfähigkeit des viskösen Mukusanteiles über dem Bronchialepithel und sein Transport wird durch den unmittelbar über dem Epithel angeordneten Surfactant in der Solphase der Mukusschichten geregelt. Es kann dabei gezeigt werden, daß die visköse Gelphase des Mukus auf einer Schaumschicht aus Surfactant-Material gleitet. Nur durch die Herabsetzung der Adhäsivkräfte an der Grenze zwischen Sol- und Gelphase des Mukus durch den Surfactant ist der Transport durch die Zilienbewegung über dem Bronchialepithel und damit die Reinigungsfunktion an der Bronchialschleimhaut möglich [7].

Histologische Veränderungen beim akuten Lungenversagen

Die Veränderungen beim akuten Lungenversagen beginnen an der Alveolarwand mit einer Permeabilitätsstörung der Alveolarkapillaren mit Entwicklung eines interstitiellen Ödems. Die Kollagenfasern des Interstitium werden durch Flüssigkeitsansammlungen auseinandergedrängt. Es bilden sich unterschiedlich große Flüssigkeitsansammlungen zwischen den Alveolarkapillaren und dem Alveolarepithel. Die Ödemflüssigkeit wird aus dem Interstitium in die Alveolarlichtung ausgeschleust. Die Kontaktzonen zwischen den Alveolarepithelzellen öffnen sich, so daß die zunächst interstitiell angeordneten Ödemansammlungen in die Alveolarräume austreten können. Dabei wird der als monomolekularer Film auf der Alveolarwand gespreitete Surfactant von der Epitheloberfläche abgehoben und in die Alveolarlichtung freigesetzt. Das nicht gespreitete Material wird dabei in eine bläschenförmige, schaumartige Struktur umgewandelt. Das Material sammelt sich in unterschiedlich großen Komplexen als schaumige Struktur und zum Teil in lamellär geschichteten Lamellenkörpern (Abb. 3).

Intraalveoläre Blutungen entstehen (Abb. 4). Es bilden sich intraalveoläre Fibrinabscheidungen aus, die mit pfropfartigen Komplexen die Alveolarlichtungen weitgehend ausfüllen können (Abb. 5).

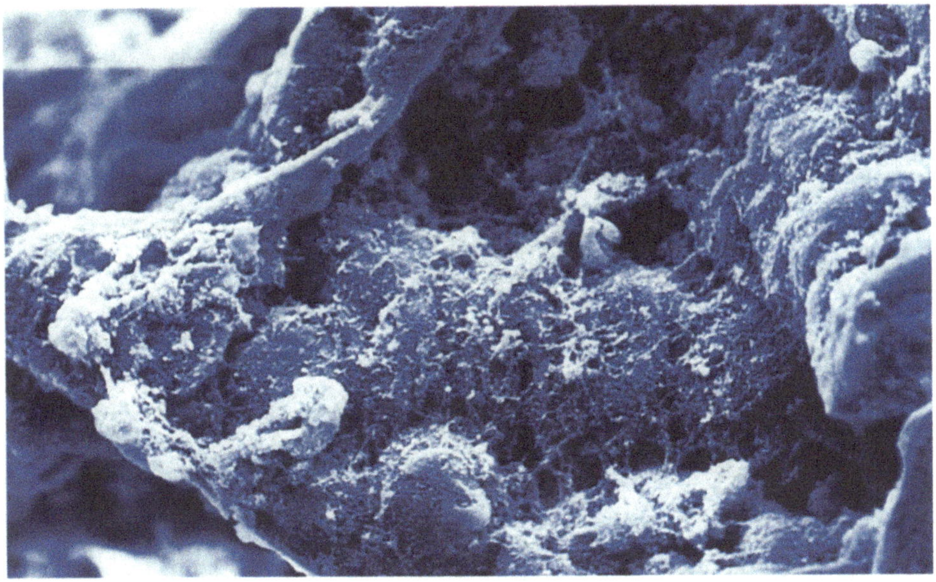

Abb. 3 Schaumig umgewandeltes von dem Alveolarepithel abgelöstes Surfactantmaterial beim akuten Lungenversagen. Das Material lagert sich in unterschiedlich dichten Komplexen zusammen.
Rasterelektronenmikroskopische Aufnahme: 780 ×

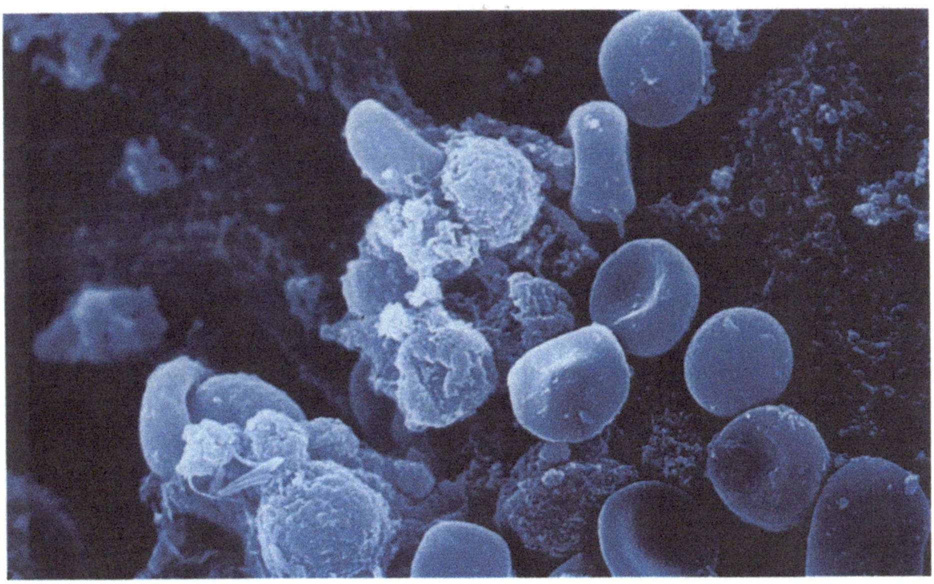

Abb. 4 Intraalveoläre Blutung in der Frühphase des akuten Lungenversagens. Neben Eryhthrozyten treten einzelne Granulozyten und Makrophagen in die Alveolarlichtung aus.
Rasterelektronenmikroskopische Aufnahme: 1200 ×

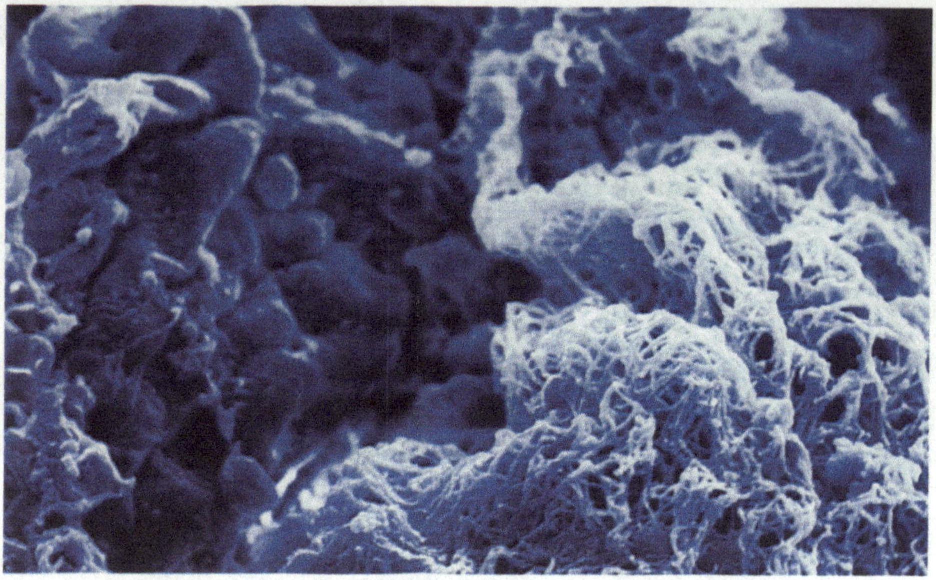

Abb. 5 Fibrinabscheidung in die Alveolarlichtung bei fortgeschrittenem Stadium des akuten Lungenversagens. Der geflechtartige Fibrinpfropf füllt das Alveolarlumen weitgehend aus. Rasterelektronenmikroskopische Aufnahme: 780 ×

In protrahiert verlaufenden Stadien treten Zirkulationsstörungen hinzu, die mit Bildung fibrinoider Thrombosen in der Alveolarkapillaren einhergehen. Es entstehen in den unterschiedlich stark kollabierten Alveolen Nekrosen des Alveolarepithels (Abb. 6). Die Epithelzellen lösen sich von der Alveolarwand ab und werden in die Lichtung abgestoßen. Makrophagen und Granulozyten wandern in die Alveolarlichtungen ein. Aus den Resten der zerfallenen Epithelzellen, dem aggregierten Surfactantmaterial und Fibrin entstehen hyaline Membranen, die die dystelektatischen Alveolen tapetenartig auskleiden (Abb. 7).

Die fortgeschrittenen Stadien der Reaktion sind durch einen Umbau der Alveolarstruktur gekennzeichnet. Es entwickelt sich wahrscheinlich durch Freisetzung von Enzymen aus Makrophagen und Granulozyten, vor allem durch die Wirkung von Proteasen, Fibronektin und Elastin eine Aktivierung der ortständigen Fibroblasten. Neben einer ausgeprägten Fibroblastenproliferation wird eine Faserneubildung ausgelöst und unterhalten, die zu einer ausgeprägten, meistens konfluierenden Vernarbung führt (Abb. 8). Innerhalb eines Monats nach dem initialen Insult ist mit einer weitgehenden Vernarbung des Lungenparenchyms mit einem wabigen Umbau der restlichen Alveolarstruktur zu rechnen.

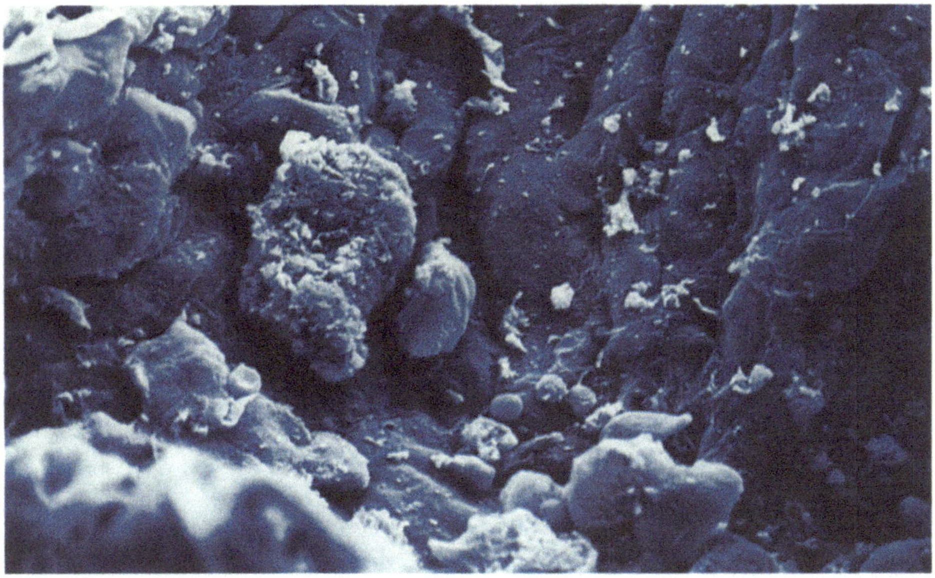

Abb. 6 Nekrosen des Alveolarepithels in fortgeschrittenem Stadium des akuten Lungenversagens. Die Epithelzellen werden in die Alveolarlichtung abgestoßen.
Rasterelektronenmikroskopische Aufnahme:
780 ×

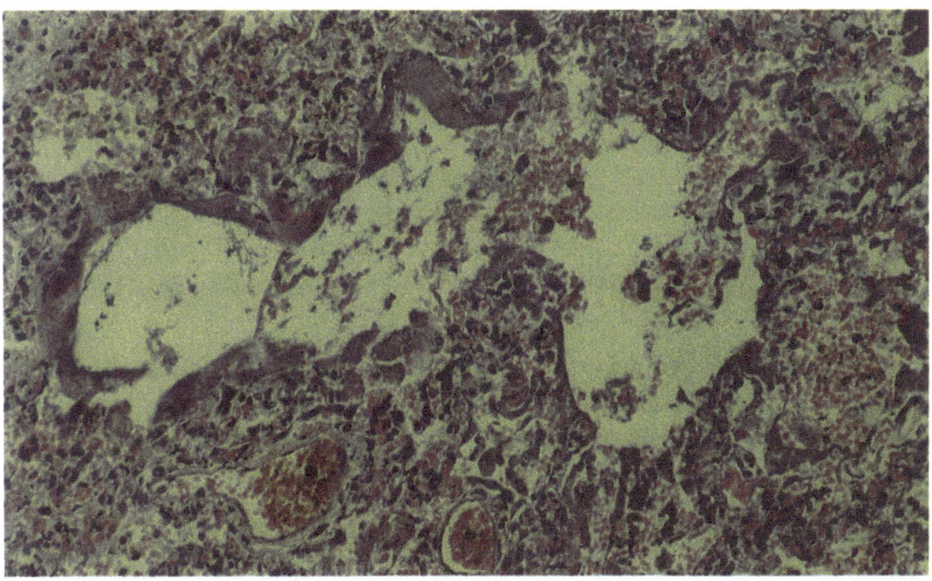

Abb. 7 Bildung hyaliner Membranen beim akuten Lungenversagen. Die aus aggregiertem Surfactantmaterial und Zelldetritus bestehenden Membranen kleiden die Lichtungen der Alvoelen tapetenartig aus.
Lichtmikroskopische Aufnahme; Färbung: Haematoxilin Eosin. 184 ×

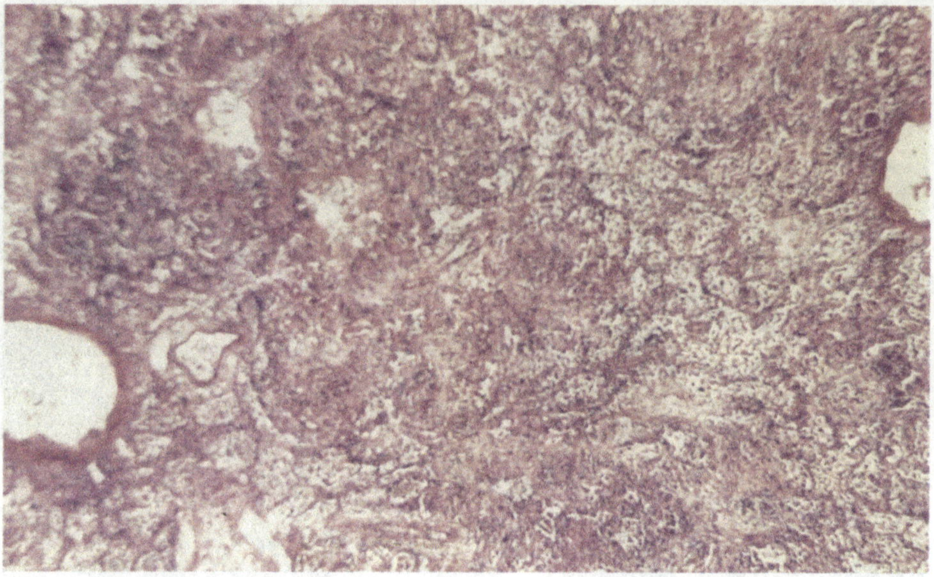

Abb. 8 Fortgeschrittenes Stadium des akuten Lungenversagens, ca. 4 Wochen nach dem initialen Insult. Fortschreitende interstitielle Fibrose mit wabigem Umbau der Alveolarstruktur. Lichtmikroskopische Aufnahme; Färbung: Haematoxilin Eosin. 90 ×

Schlußfolgerung

Experimentelle Untersuchungen haben ergeben, daß durch die Aktivierung von Complement bei den verschiedenen Grundkrankheiten wie Sepsis, Trauma oder anderen prädisponierenden Faktoren, vor allem durch die Freisetzung von C 5a eine intravaskuläre Aggregation von Leukozyten in der Lunge ausgelöst wird [1]. Die neutrophilen Granulozyten bewirken durch die Bildung toxischer Sauerstoffradikale einen Endothelschaden. Durch die Freisetzung von Proteasen werden die Kollagenfasern des Interstitium zerstört.

Darüber hinaus werden die pulmonalen Antiproteasen durch die Sauerstoffradikale und durch den in der Regel therapeutisch bedingten erhöhten Sauerstoffgehalt der Atemluft blockiert. Es muß angenommen werden, daß die schweren Lungenveränderungen durch nachfolgende Änderung der Blutgerinnung mit Ausbildung von Mikrothromben wesentlich beeinflußt wird. Wahrscheinlich sind außerdem ortständig freigesetzte vasoaktive Amine, Immunkomplexe, Lymphokinine und Lymphotoxine an dem Gesamtkomplex beteiligt.

Die erhöhte Kapillarpermeabilität verbunden mit einer Zerstörung des Alveolarepithels kann durch verschiedene Mechanismen zu einer Störung des Sturfactantsystems führen:

1. Auswaschen des Surfactant mit dem Blutstrom.
2. Umwandlung des Surfactantfilms in eine schaumartige Struktur.
3. Störung der Surfactant-Synthese durch direkte Schädigung der Pneumozyten II.
4. Hypoxämie, Azidose und verminderte Lungenferpusion.

Unabhängig vom pathogenetischen Mechanismus verursacht der Surfactant-Schaden eine Verminderung der Lungendehnbarkeit mit einer Erhöhung der Atemarbeit und einem erhöhten Sauerstoffverbrauch der Atemmuskulatur. Eine andere Folge ist der Alveolarkollaps, die Atelektase und eine Transsudation von Blutplasma in die Alveolarlichtung mit einer Behinderung des Gasaustausches.

Klinische und experimentelle Untersuchungen zeigen, daß es sich beim Atemnotsyndrom des Erwachsenen um einen multifaktoriellen Symptomenkomplex handelt, bei dem Permeabilitätsstörung der Alveolarkapillaren und die Veränderung des Surfactant-Systems der Lunge im Vordergrund steht [8]. Durch das Verständnis der pathogenetischen Faktoren bei diesem schweren, häufig tödlichen Krankheitsbild ist es möglich geworden, Ansätze für sinnvolle, aufeinander abgestimmte Therapiekonzepte zu entwickeln, deren Effektivität in der Zukunft weiter verbessert werden kann.

Literatur

[1] Lachmann B., E. Danzmann: Adult respiratory distress syndrome. In: Pulmonary surfactant (B. Robertson, L. M. G. van Golde, J. J. Batenburg, eds.). Elsevier, Amsterdam, New York, Oxford 1984.

[2] von Neergard K., K. Wirz: Neue Auffassung über einen Grundbegriff der Atemmechanik z. 2. Ges. Exp. Med. **66** (1929) 373–381.

[3] van Golde L. M. G., M. Post, A. C. J. De Vries et al.: Type II cells isolated from adults and fetal rat lungs as models for studies on the formation of pulmonary surfactant. In: Pulmonary surfactant system (E. V. Cosmi, E. M. Scarpelli, eds.). Elsevier Amsterdam, New York, Oxford 1983.

[4] Stratton C. J.: Morphology of surfactant producing cells and of the alveolar hining layer. In: Pulmonary surfactant (B. Robertson, L. M. G. van Golde, J. J. Batenburg, eds.). Elsevier, Amsterdam, New York, Oxford 1984.

[5] Batenburg, J. J.: Biosynthesis and secretion of pulmonary surfactant. In: Pulmonary surfactant (B. Robertson, L. M. G. van Golde, J. J. Batenburg, eds.). Elsevier Amsterdam, New York, Oxford 1984.

[6] Jobe A. H., H. C. Jacobs: Catabolism of pulmonary surfactant. In: Pulmonary surfactant (B. Robertson, L. M. G. van Golde, J. J. Batenburg, eds.). Elsevier Amsterdam, New York, Oxford 1984.

[7] Morgenroth K., J. Bolz: Morphological feature of the interaction between mucus and surfactant on the bronchial mucosa. Respiration **47** (1985) 225–231.

[8] Morgenroth K.: Morphology of the bronchial lining layer and its alteration in IRDS, ARDS, and Cold. Europ. J. Resp. Dis. Suppl. **142** (1985) Vol, 67, 7–18.

Die Pathophysiologie des akuten Lungenversagens am Beispiel des Polytraumas

G. Schlag, H. Redl

Einleitung

Das Polytrauma ist sehr häufig mit einem hypovolämisch-traumatischen Schock verbunden, welches zusammen die Voraussetzung zur Freisetzung von Mediatoren ist und so zum akuten Lungenschaden führen kann.

Als Folge des hypovolämisch-traumatischen Schocks kommt es zu einer Minderperfusion von lebenswichtigen Organen, wie z. B. der Lunge, Leber, Pankreas, Niere, Darm, während weniger wichtige Gebiete, wie z. B. die quergestreifte Muskulatur und auch die Haut, von der Durchblutung oft weitgehend ausgeschaltet werden. Gerade diese Gebiete können dann nach Wiederherstellung des Kreislaufes zu massiver Freisetzung von Mediatoren führen (Reperfusionssyndrom).

Die Verminderung der Organdurchblutung im Stadium des Schocks führt zu vorerst reversiblen morphologischen und funktionellen Veränderungen des betroffenen Organs, welches als „Organ im Schock" bezeichnet wird. Diese morphologischen Veränderungen sind vor allem in der Ultrastruktur – im zellulären und subzellulären Bereich – zu erkennen und treten innerhalb der ersten Stunde – je nach Schwere des Schocks – auf [19–23].

Bei schwerem Schock und eventuell verzögerter Behandlung mit prolongiertem Schock kann es zur Irreversibilität dieser morphologischen Veränderungen und zur Ausbildung eines Schocksyndroms des betreffenden Organs kommen. So z. B. zum Schocklungensyndrom, welches letzten Endes zum posttraumatischen ARDS (Adult Respiratory Distress Syndrome) führt. Gerade bei der Ausbildung des Syndroms sind Mediatoren von ausschlaggebender Bedeutung.

Das posttraumatische Lungenversagen kann pathogenetisch in zwei Gruppen unterteilt werden – der direkte Lungenschaden, wie z. B. die Lungenkontusion, die Aspiration und der Inhalationsschaden im Rahmen von Verbrennungen (ohne direkten Verbrennungsschaden der oberen Luftwege) – und der indirekten Lungenschaden, der z. B. in Begleitung mit einem hypovolämisch-traumatischen Schock, verursacht durch verschiedene Mediatoren oder auch als Folge eines

Schädel-Hirntraumas als zentrales Lungenödem (sympathikoadrenerge Dys- bzw. Überregulation) auftreten kann.

Im Rahmen dieses Beitrages soll das akute posttraumatische Lungenversagen, verursacht durch Mediatoren, also ein indirekter Lungenschaden als Folge des hypovolämisch-traumatischen Schocks, besprochen werden.

Lunge im Schock

Die Grundlage zur Ausbildung des Schocklungensyndroms, welches meistens nach einem freien Intervall von 24–48 Stunden posttraumatisch in Erscheinung tritt, ist das Zustandsbild der „Lunge im Schock", deren ultrastrukturelle Veränderungen unmittelbar nach dem Trauma im Schock auftreten und aus folgenden vier morphologischen Leitsymptomen bestehen: Leukostase, Endothelzellschwellung, perivaskuläres Ödem im Bereich der Alveolarsepten und vereinzelte Fettglobuli in der Mikrozirkulation. Diese morphologischen Veränderungen der Lunge im Alveolarbereich konnten sowohl human [19, 22], als auch im Tierversuch an verschiedenen Spezies (Hund, Schaf, Pavian) beobachtet werden [1, 13, 14, 17, 18].

Leukostase der Lunge

Das auffälligste und immer wieder reproduzierbare morphologische Symptom ist die Leukostase der Lunge (Abbildg. 1, 2, 3). Man könnte die Leukostase der Lunge als das Leitsymptom der „Lunge im Schock" bezeichnen. Zu einer aussagebestimmenden Morphologie gehört auch eine Quantifizierung. So konnten wir in Patienten, die innerhalb 48 Stunden nach einem Polytrauma ohne direktem Lungenschaden verstorben sind, mit einer Naphtol-AS-D-Cloracetat-Esterase-Färbung gegenüber eine Kontrollgruppe (Patienten, die ohne Trauma verstarben), eine hochsignifikante ($p<0.001$) Leukostase beobachten [3] (Abb. 4). Auch im Tierversuch am Hund konnten wir mit ^{111}In-Oxin-markierten Granulozyten bzw. teilweise auch mit Granulozyten-spezifischen Antikörpern und quantitativer Immunperoxydase-Histologie vor der Retransfusion (im Stadium des „low flow") und nach der Retransfusion eine hochsignifikante Leukostase ($p<0.001$) nachweisen [16] (Abb. 5).

Mediatoren

Wie kommt es nun zu dieser Leukostase in der Lunge? Es bestehen mehrere Möglichkeiten, die zu einer Leukostase führen. Die periphere Aggregation der

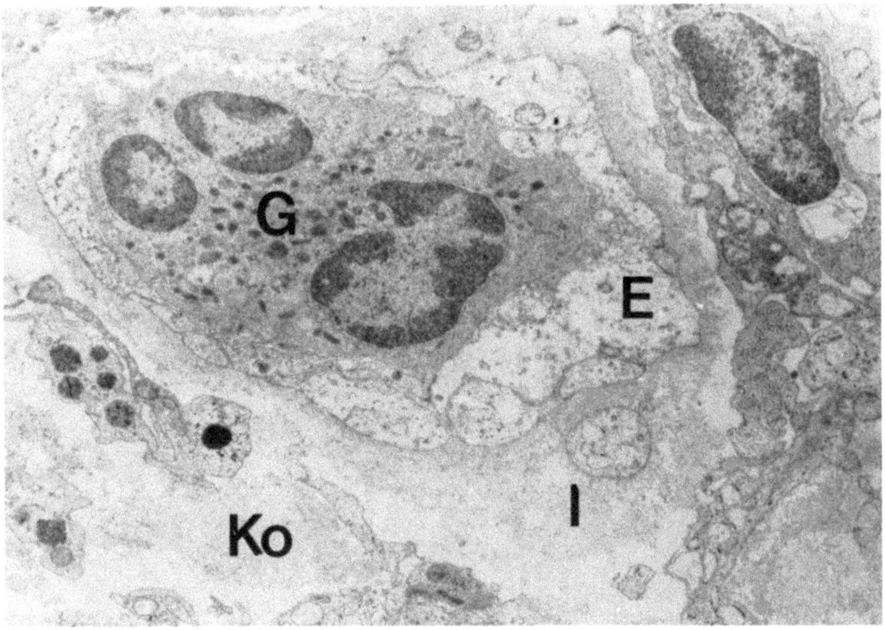

Abb. 1 Humane Lungenprobe innerhalb von 24 Stunden nach Polytrauma. Granulozyt (G) okkludiert das Kapillarlumen. Starke ödematöse Endothelzellen (E) und aufgelockertes Interstitium (I) mit Kollagenfibrillen (Ko). EM – 6000 ×

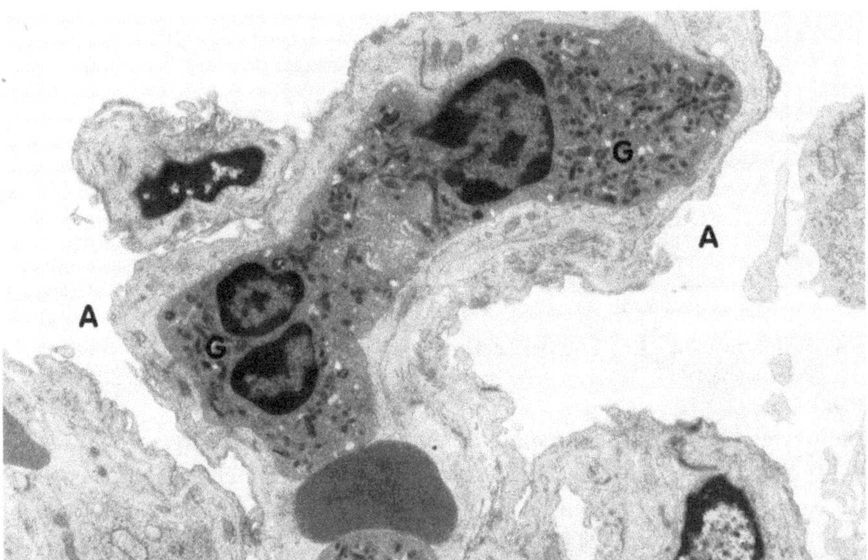

Abb. 2 Hundelunge von hypovolämisch-traumatischen Schockexperiment. Leukostase – Granulozyten (G) füllen das Kapillarlumen. A – Alveolen. EM – 3000×

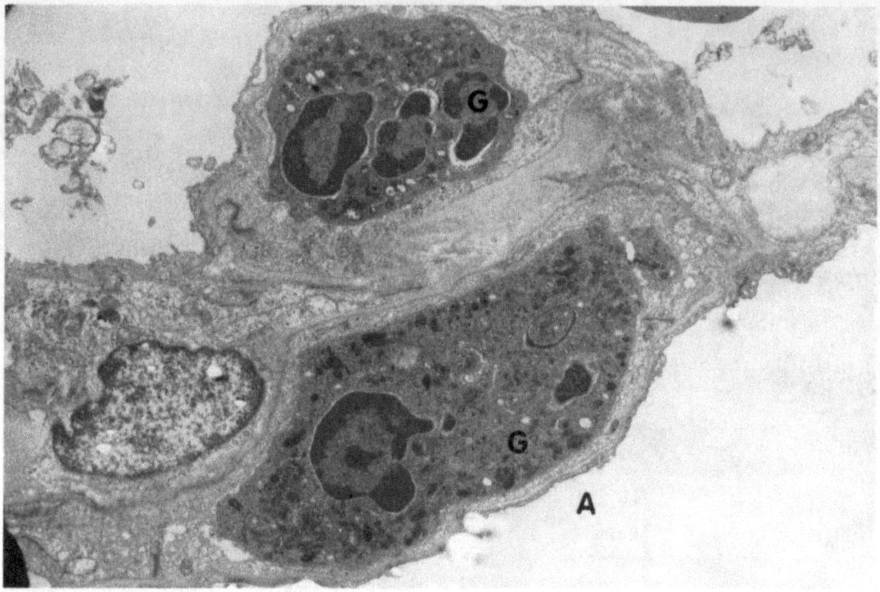

Abb. 3 Pavianlunge nach hypovolämisch-traumatischem Schock mit Leukostase. G – Granulozyten. A – Alveole. EM – 3000×

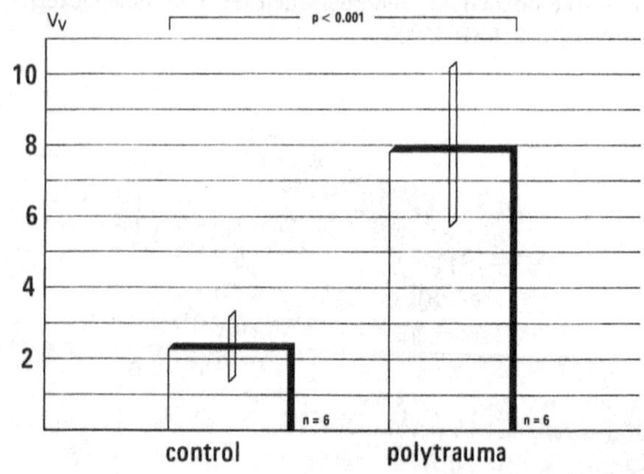

Abb. 4 Morphometrische Erfassung der Leukostase in Autopsiefällen innerhalb von 48 Stunden nach Polytrauma. V_V = Volumsanteil Granulozyten am Volumen des Lungenparenchyms.

Granulozyten als Folge von Anaphylatoxinen (Komplementaktivierung, C3a, C5a) ist heute eine bewiesene Tatsache und konnte im Experiment mehrmals nachvollzogen werden [2, 5, 6, 9]. Heideman und Hugli [8] konnten bei ihren Traumapatienten erhöhte C3a- und C4a-Werte finden, während C5a nicht erhöht war. Auch wir konnten ähnliche Werte finden, wobei jedoch keine signifikante Korrelation mit dem ISS (Injury Severity Score), jedoch mit HTI-Limb (Hospital Trauma Index-Limb) zu finden war [12]. Besonders Verletzungen der Extremitäten gehen

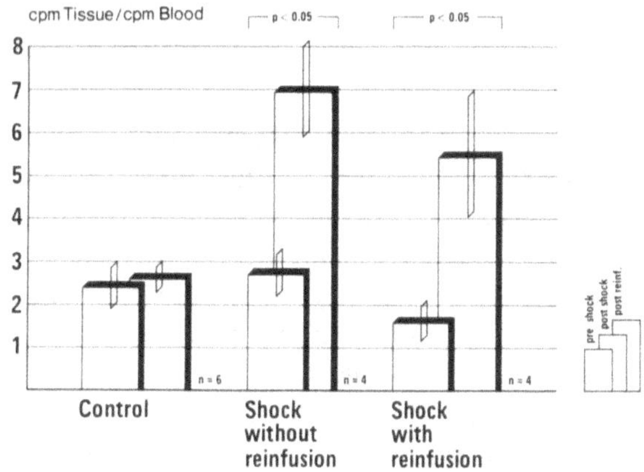

Abb. 5 Ermittlung der Leukostase mittels ^{111}In-Oxin-markierten Granulozyten in Hundelungen nach hypovolämisch-traumatischem Schock mit und ohne Reinfusion. Gemessen wurde das Verhältnis Radioaktivität – Gewebe zu Radioaktivität im Blut, wobei eine Korrektur für den Blutgehalt des Lungengewebes durchgeführt wurde.

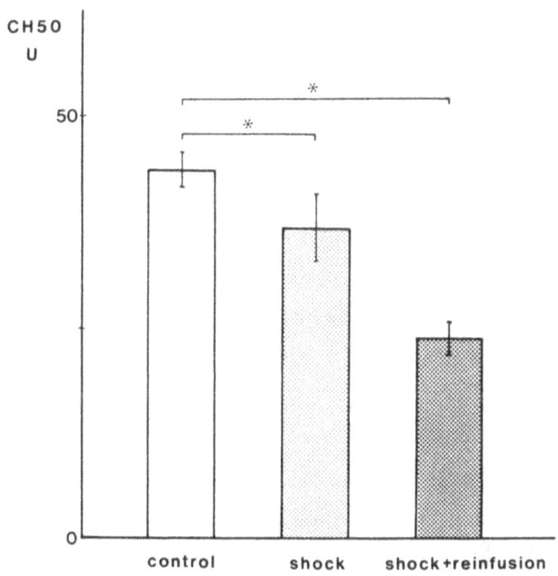

Abb. 6 Abfall des Gesamtkomplements (CH_{50}) im Hundeplasma während des hypovolämisch-traumatischen Schocks.* – signifikant ($p<0.001$).

mit Muskelschäden einher, die eine Komplementaktivierung verursachen können [7]. Auch in unseren tierexperimentellen Untersuchungen fanden wir im Schock einen Abfall des Gesamtkomplementes CH50, welcher nach Retransfusion noch verstärkt wurde (Abb. 6). Die Komplementaktivierung, die auch experimentell durch die intravenöse Verabreichung von zellfreiem Muskelextrakt zu erreichen ist, spielt beim hypovolämisch-traumatischen Schock eine sehr wichtige Rolle, besonders was die Aggregation der Granulozyten betrifft. Bekanntlich ist C5a ein sehr potenter Aggregator der Granulozyten.

Im Rahmen des Weichteiltraumas bei polytraumatisierten Patienten kommt es auch zur Freisetzung von Gewebsthromboplastin, welches zur exogenen Aktivierung des Gerinnungssystems führen kann und damit zur Bildung von Thrombin. So kann man sich auch den akuten Abfall der Thrombozyten im Schock erklären, die aufgrund der Thrombinfreisetzung aggregieren. In einer in vitro-Untersuchung konnten wir den Einfluß der Thrombozyten auf die Granulozytenaggregation beobachten, wobei es zu gemischten Granulozyten/Thrombozytenaggregation kommt. Der Aggregationseffekt durch die Thrombozyten konnte nicht durch Serotonin und auch nicht durch Cyclooxygenaseprodukte stimuliert bzw. blockiert werden [15].

Die periphere Granulozytenaggregation ist durch zwei Mediatorensysteme reproduzierbar, wobei das komplexe Geschehen sicher nicht mit zwei Mediatoren gelöst erscheint, vielmehr spielen hier mehrere Systeme zusammen, die größtenteils noch ungeklärt sind.

Die Ansammlung der Granulozyten in der Lunge kann auch durch ein „low flow“ Syndrom, wie es während des Stadiums der Hypovolämie besteht, durch vermehrte Margination erzielt werden. Martin et al. [21] konnte durch Drosselung des mittleren Pulmonalisflow eine signifikante Leukostase, gemessen mit ^{51}Cr markierten Granulozyten, nachweisen. Zur Margination der Leukozyten kommt noch eine erhöhte Adhäsivität dazu, die immer im Schock zu beobachten ist.

Auch chemotaktische Substanzen, die aus den Makrophagen und Endothelzellen der Lunge freigesetzt werden, tragen zur Leukostase bei, wobei spekulativ zu diesen Ursachen zu sagen ist, daß sie erst später zum Tragen kommen könnten.

Die akute Leukostase im Schock ist viel eher durch eine Komplementaktivierung, induzierte Gerinnung und durch das „low flow“ Syndrom zu erklären.

In der Lunge kommt es sehr rasch zur Adhäsion der Granulozyten am Endothel, wobei die Granulozyten massiv degranulieren und Granula mit lysosomalen Enzymen ausstoßen (Abb. 7). Diese Degranulation konnte auch im Tierversuch (Hund, Pavian) gefunden werden (Abb. 8).

Die Aggregation und Degranulation sind Zeichen der aktivierten Granulozyten, wobei als toxische Mediatoren die Proteasen (Elastase, Kollagenase, Kathepsin G) und die toxischen Sauerstoffradikale (Superoxyd, Wasserstoffperoxyd und Hydroxyl-Ionen) in Betracht kommen. Die Freisetzung dieser Mediatoren führen einerseits zum Zellschaden (Endothel, Basalmembran) und andererseits zu einer neuerlichen Komplementaktivierung (C5a) und dadurch wieder zu einer Aktivierung der Neutrophilen, sowie zum Aufbrauch endogener Proteinaseninhibitoren (z. B. al-

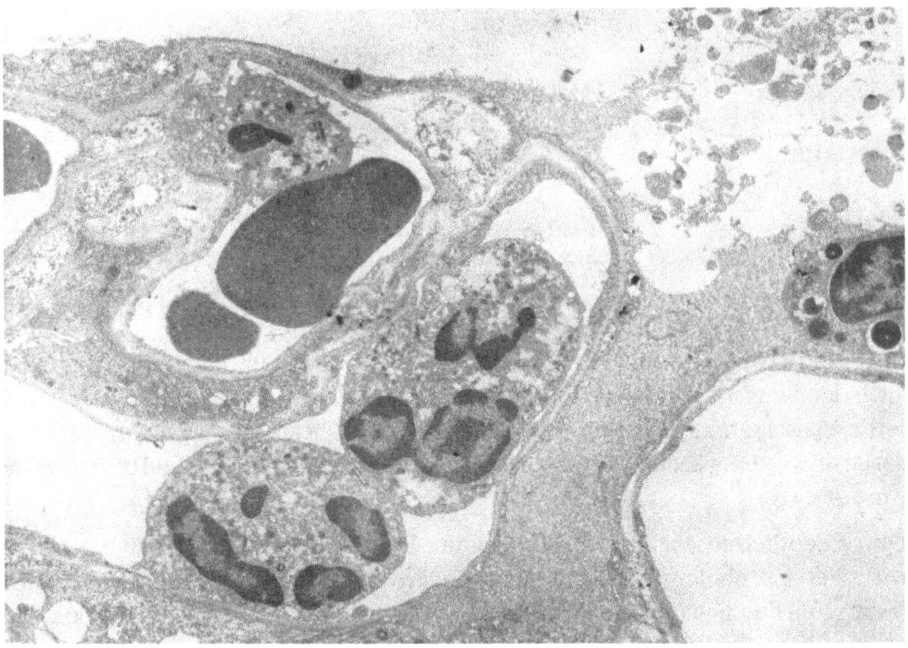

Abb. 7 Teilweise degranulierte (*) Granulozyten (G) in einer Lungenkapillare eines polytraumatisierten Patienten. EM – 3000×

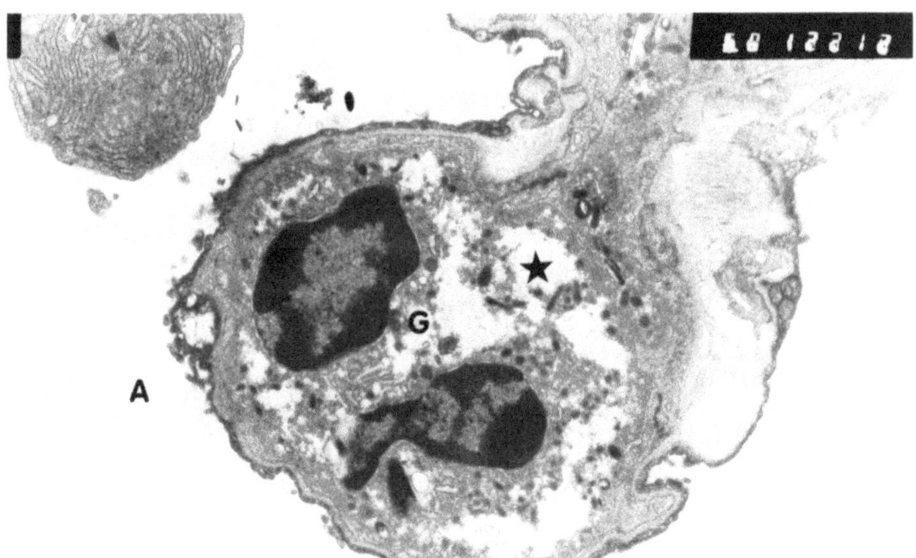

Abb. 8 Ebenfalls degranulierter (*) Granulozyt (G), jedoch in einer Hundelunge nach hypovolämisch-traumatischem Schock. A – Alveole. EM – 5000×

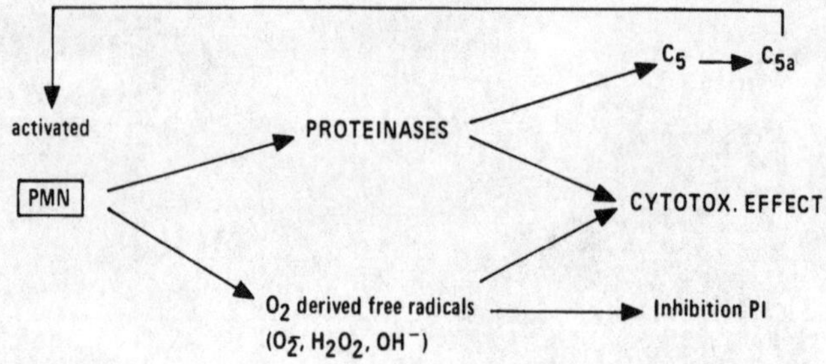

Abb. 9 Schema der Freisetzungsreaktionen aus aktivierten Granulozyten.

pha$_1$-Antitrypsin) (Abb. 9). Es kommt dadurch zu einem Circulus vitiosus, der auch den langfristigen Verlauf dieser Mediatorenfreisetzung erklärt, da die Mediatoren meistens nur eine sehr kurze Halbwertszeit besitzen und daher wesentlich geringer wirken würden, wenn nicht eine neuerliche Freisetzung auftreten werden würde.

Der Endothelzellschaden der Lunge im Bereich der Mikrozirkulation ist ein wichtiges morphologisches und funktionelles Symptom der „Lunge im Schock" (Abb. 10). Die Schädigung der Endothelzellen ist nicht diffus, sondern lokal. So kann neben einer ödematös geschädigten Zelle eine normale Endothelzelle mit erhaltener „Junction" beobachtet werden. Die Verbindungsstellen der Endothelzellen untereinander (Junction) erscheinen intakt und sind nicht gesprengt. Der Permeabilitätsschaden scheint durch direkten Zellschaden in Erscheinung zu tre-

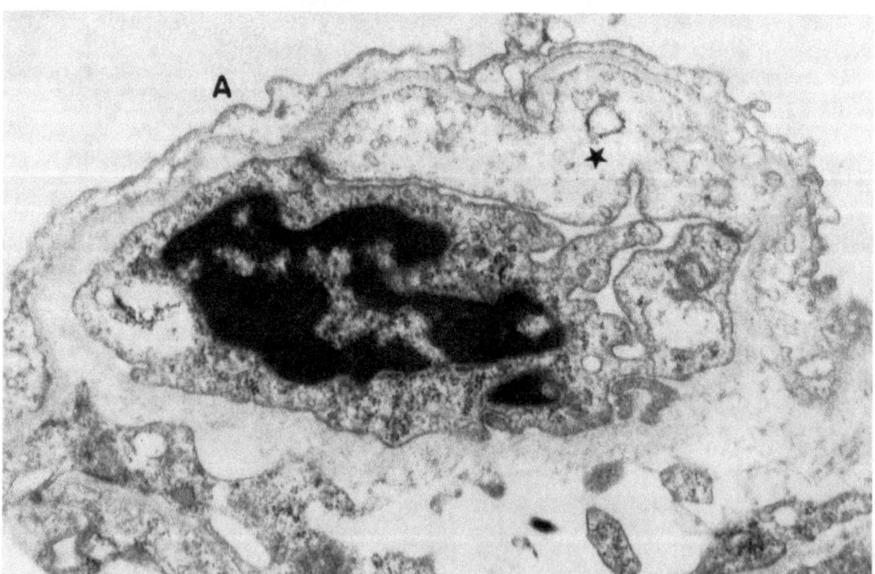

Abb. 10 Endothelschwellung (*) in einer Pavianlunge nach Polytrauma. A – Alveole. EM – 6000×

ten, wobei das perivaskuläre Ödem sicher im ersten Zustand (z. B. im Schock) hydrostatisch bedingt ist. Der reine Permeabilitätsschaden tritt sicher erst später auf.

Die Sauerstoffradikalbildung der Granulozyten führt zur Lipidperoxidation im Bereich der Zellmembranen, wobei als Endprodukt der Oxidation konjugierte Diene und Malondialdehyd (MDA) im Plasma nachgewiesen werden können. Während des Schockgeschehens ist kaum ein Anstieg des MDA zu beobachten, aber nach erfolgter Retransfusion wird das MDA – ähnlich den Laktaten – aus dem Gewebe ausgeschwemmt und kann in erhöhter Konzentration im Plasma nachgewiesen werden (Abb. 11). Der Nachweis des MDA bringt uns den Beweis, daß eine Lipidperoxidation abgelaufen ist, die im Schock vorwiegend durch Sauerstoffradikale verursacht wird.

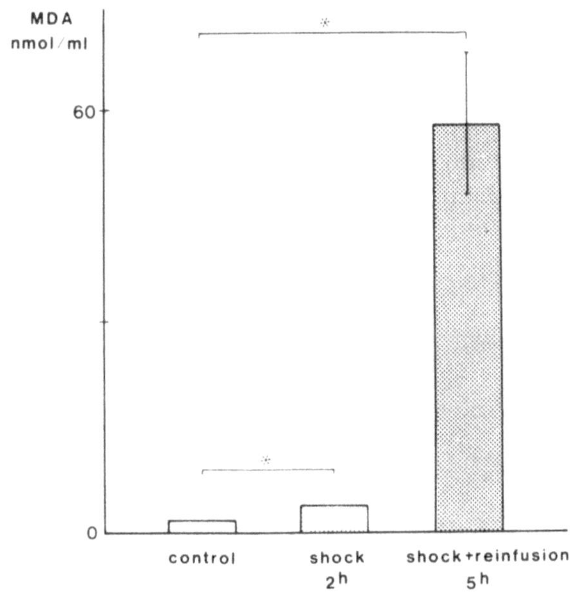

Abb. 11 Verlauf der Thiobarbitursäure-reaktiven Plasmabestandteile, gemessen als nmol Malondialdehyde/ml im Schockmodell am Hund. * = signifikant ($p<0.01$, $p<0.001$).

Ganz ähnlich verhält es sich mit den neutrophilen Proteasen, die zu schweren Gewebsschäden führen können (Elastin, Kollagen). Die neutrophile Elastase – gemessen als Elastase-alpha$_1$-Antiproteasekomplex [11] – zeigte in unserer Studie mit Goris an polytraumatisierten Patienten einen signifikanten Anstieg bereits bei der Einlieferung, wobei jene Patienten später ein ARDS erlitten. Diese Signifikanz ($p<0.001$) war noch nach 24 Stunden erhalten. Es wäre demnach der Nachweis der Elastase als guter Prediktor für ein später zu entwickelndes ARDS aufzufassen. Es bestand auch nach 24 Stunden eine signifikante Korrelation

($p<0.03$) mit dem Hospital Trauma Index-Limb. Dies scheint wieder ein Beweis dafür zu sein, daß das Weichteiltrauma die Aktivierung der Granulozyten besonders zu beeinflussen vermag [12], da diese Art von Verletzungen mit hohen Elastaseanstiegen im Blut verlaufen.

Als Folge des Endothelschadens kommt es im späteren Verlauf zur Ausbildung eines perivaskulären Ödems, welches im Schock nur in geringem Ausmaß in den Alveolarsepten morphologisch nachweisbar ist (Abb. 12) und noch zu keiner Beeinträchtigung des Gasaustausches führt. Daher sehen wir im Schock meistens eine normale Oxygenierung und ein normales Lungenröntgen, vorausgesetzt, daß kein direkter Lungenschaden vorliegt (Abb. 13). Auch durch Messung des extravaskulären Lungenwassers konnte keine wesentliche Zunahme des Lungenwassers beobachtet werden. Es zeigt sich daher, daß im Frühstadium der „Lunge im Schock" keine entscheidenden Permeabilitätsveränderungen zu erwarten sind. Ganz anders wird die Situation im Zustand der Retransfusion oder der Schockbekämpfung mit Wiederauffüllung des Kreislaufes (Blut, Kristalloide, Kolloide). Hier kommt es vorerst zu einer hydrostatischen Ödementwicklung, da man sehr oft den kritischen pulmonalen Kapillardruck überschreitet, der im Schock selbst abfällt [3]. Nach der Retransfusion konnten wir im Experiment eine signifikante Zunahme des extravaskulären Lungenwassers ($p<0.01$) finden (Abb. 14). Persistente interstitielle Ödeme, wie sie eben nach dem Stadium der Lunge im Schock

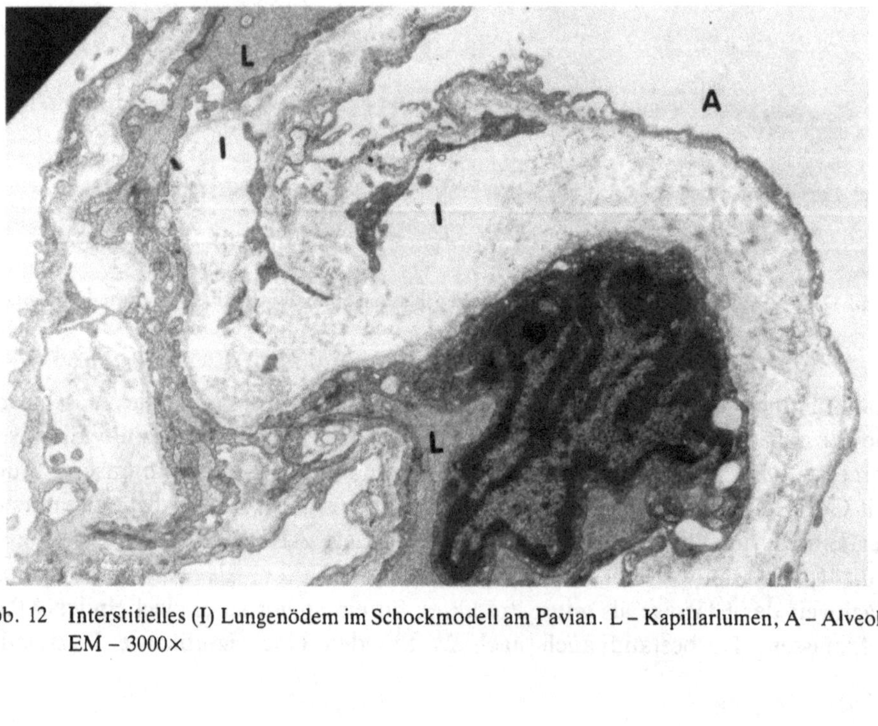

Abb. 12 Interstitielles (I) Lungenödem im Schockmodell am Pavian. L – Kapillarlumen, A – Alveole. EM – 3000×

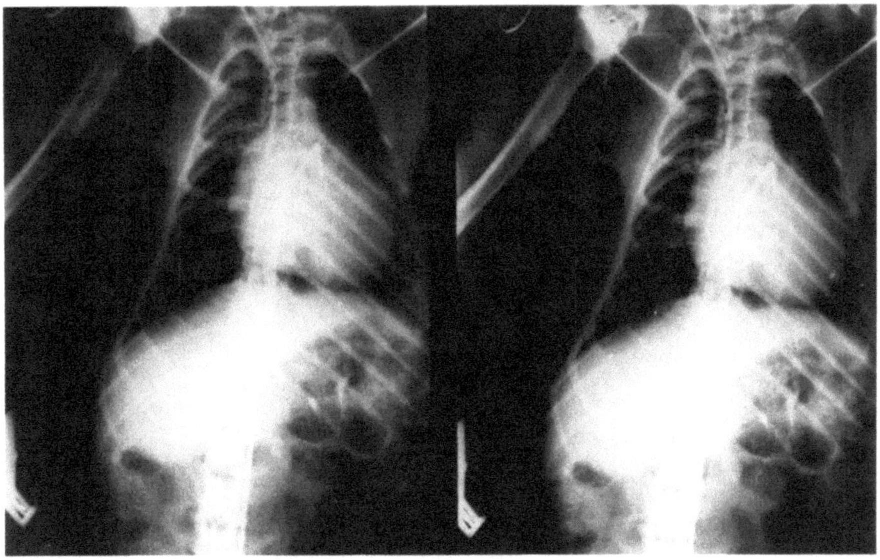

Abb. 13 Lungenröntgen vom Pavian a) vor und b) nach einem hypovolämisch-traumatischen Schock, mit keinen sichtbaren Unterschieden.

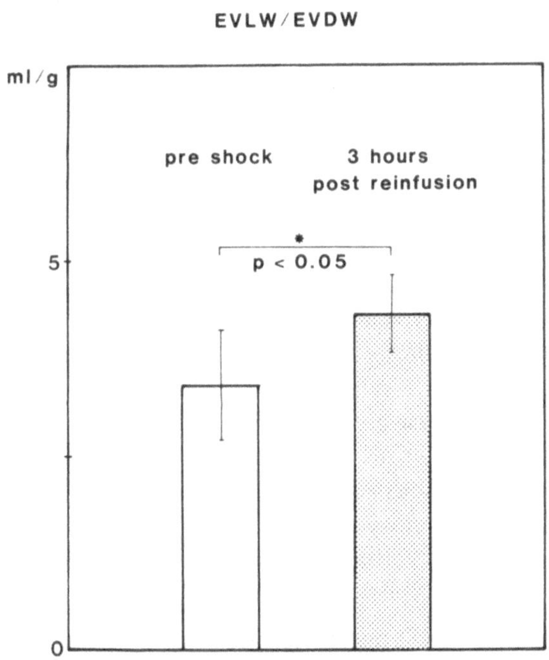

Abb. 14 Gravimetrisch bestimmtes extravaskuläres Wasser in Lungen nach hypovolämisch-traumatischem Schock und Wiederauffüllung des Kreislaufes.

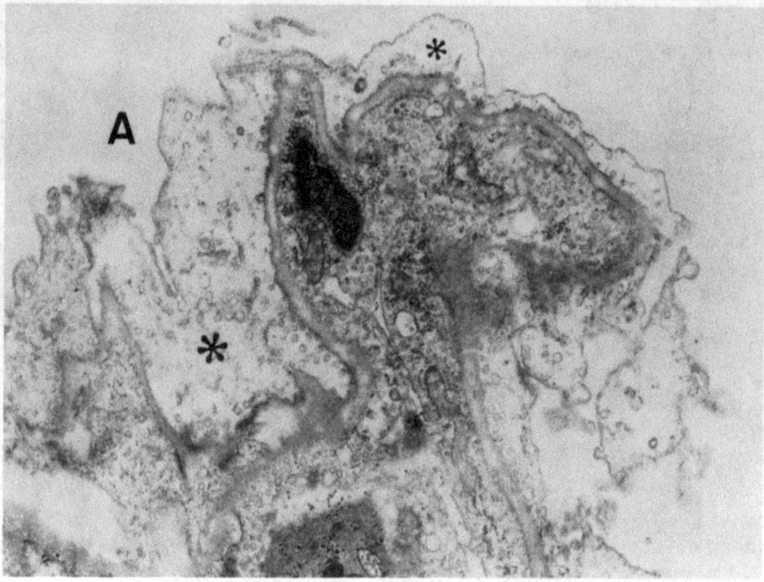

Abb. 15 Ödem (*) des Alveolarepithels (Pneumozyten Typ I) im Schockmodell am Hund. A – Alveole. EM – 3000×

und nach Wiederauffüllung des Kreislaufes auftreten können, sind wahrscheinlich auch für die fibrotischen Prozesse mitverantwortlich und daher möglichst zu vermeiden.

Was geschieht nun mit den in der Mikrozirkulation im erhöhten Maß vorhandenen Granulozyten? Nach teilweiser Degranulation durchdringen sie das Kapillarendothel und wandern durch die Basalmembran in das Interstitium, wo es zu einer weiteren Degranulation kommen kann. Durch Freisetzung von Proteasen kann es nun zu direkten Schädigungen des Gewebes kommen. Vom Interstitium gelangen die Granulozyten durch das inzwischen ebenfalls geschädigte (ödematöse) (Abb. 15) Alveolarepithel in den Alveolarraum. In Lungenlavagen kann man die neutrophilen Ansammlungen quantitativ feststellen, wobei auch hier durch die Aktivierung Proteasen und Sauerstoffradikale extrazellulär abgegeben werden. Wir konnten bei Verbrennungen in der Lavageflüssigkeit hohe neutrophile Elastasewerte messen, die wesentlich höher als im Plasma ausfielen. Durch die hohen intraalveolären Elastasewerte kommt es zur weiteren Schädigung des Alveolarepithels (Elastin). Die aktivierten Graulozyten stoßen auch Sauerstoffradikale aus, die zu schweren Schädigungen des vorhandenen Surfactants führen und so die Voraussetzung zur Ausbildung von Atelektasen bilden könnten.

Diese hier angeführten morphologisch und biochemisch nachweisbaren Veränderungen der Lunge im Schock bilden die Grundlage zur Ausbildung eines Schocklungensyndroms, welches sich im weiteren Verlauf in ein posttraumatisches ARDS übergehen kann. Es sei jedoch dazu bemerkt, daß der Übergang vom reinen Schocklungensyndrom (welches meistens nach 24–48 Stunden auftritt) in ein ARDS relativ rasch erfolgen kann. In diesem Fall haben wir es noch mit keinen septischen Erscheinungen zu tun, sondern sprechen von einer generalisierten Entzündung [12], die aufgrund von aktivierten Granulozyten infolge von Mediatorenfreisetzung bewirkt wird. Das posttraumatische ARDS im späteren Verlauf ist dann meistens durch septische Prozesse bedingt und wird durch Mediatoren verursacht, die im Rahmen der Sepsis und der Endotoxinämie freigesetzt werden. Auch in diesem Fall kommt es zu einer Aktivierung der Granulozyten, wobei deren toxische Produkte zum Lungenschaden weitgehendst beitragen können.

Schlußfolgerung

Im posttraumatischen Geschehen kann das Schicksal der Lunge im Sinne eines später auftretenden ARDS bereits beschlossen sein. Je größer und ausgebreiteter die zellulären und subzellulären Schäden sind, umso eher können sich irreversible Schäden ausbilden, die die Grundlage für ein Schocklungensyndrom bilden. Die Aktivierung der Granulozyten (polymorphkernige Neutrophile) spielt eine wichtige Rolle in der Freisetzung von Mediatoren, die zu Zellschäden führen. Es ist hier bewußt auf die Bedeutung weiterer Mediatoren (wie z. B. PAF-acether, Arachidonsäuremetaboliten) nicht eingegangen worden, weil es den Rahmen dieses Referates bei weitem übersteigen würde.

Das Komplementsystem und die Gerinnungskaskade, die im Rahmen des Weichteiltraumas aktiviert werden, scheint für die Aktivierung der Granulozyten von großer Bedeutung zu sein.

Der Ablauf der Mediatorenfreisetzung ist nicht bekannt und scheint nur ein Bestandteil eines sehr komplexen Ablaufes zu sein. Wir können zur Zeit nur teilweise in dieses Geschehen pharmakologisch eingreifen, wobei noch vieles bisher nur auf experimenteller Basis besteht, aber vielversprechend erscheint. Schon daraus kann man ersehen, daß gleichzeitig verschiedene Wege beschritten werden müssen und die Zukunft der Behandlung der Folgen des Schockgeschehens in einer Polypragmasie liegen muß.

Literatur

[1] Connell, T. D., T. L. Swank, M. C. Webb: The development of pulmonary ultrastructural lesions during hemorrhagic shock. J. Trauma **15** (1975) 116.

[2] Craddock, P. R., J. Fehr, K. L. Brigham, et al.: Complement and leukocyte-mediated pulmonary dysfunction in hemodialysis. N. Engl. J. Med. **296** (1977) 769.

[3] Dinges, H. P., H. Redl, G. Schlag: Quantitative estimation of granulocytes in the lung after polytrauma – dog and human autopsy data. Eur. Surg. Res. **16**/S1 (1984) 100.

[4] Gabel, J. C., R. E. Drake: Pulmonary capillary pressure and permeability. Crit. Care Med. **7** (1979) 92.

[5] Hammerschmidt, D. E., P. R. Craddock, J. McCullough, et al.: Complement activation and pulmonary leukostasis during nylon fiber filtration leukapheresis. Blood **51** (1978) 721.

[6] Hammerschmidt, D. E., L. Weaver, L. D. Hudson, et al.: Association of complement activation and elevated plasma-C5a with adult respiratory distress syndrome. Lancet **1** (1980) 947.

[7] Heideman, M.: Complement activation and hematologic, hemodynamic, and respiratory reactions early after soft-tissue injury. J. Trauma **18** (1978) 696.

[8] Heideman, M., T. E. Hugli: Anaphylatoxin generation in multisystem oragan failure. J. Trauma **24** (1984) 1038.

[9] Jacob, H. S.: Granulocyte-complement interaction. A beneficial antimicrobial mechanism that can cause disease. Arch. Intern. Med. **138** (1978) 461.

[10] Martin, B. A., J. L. Wright, H. Thommasen, et al.: Effect of pulmonary blood flow on the exchange between the circulating and marginating pool of polymorphonuclear leukocytes in dog lungs. J. Clin. Invest. **69** (1982) 1277.

[11] Neumann, S., N. Hennrich, G. Gunzer, et al.: Enzyme-linked immunoassay for elastase from leucocytes in human plasma. J. Clin. Chem. Clin. Biochem. **19** (1981) 232.

[12] Nuytinck, K. S., R. J. A. Goris, H. Redl, et al.: Posttraumatic complications and inflammatory mediators. Arch. Surg. (1986) in press.

[13] Pretorius, J. P., G. Schlag, H. Redl: The „lung in shock“ as a result of hypovolemic-traumatic shock in baboons. J. Trauma (1986) in press.

[14] Ratliff, N. B., J. W. Wilson, E. Mikat, et al.: The lung in hemorrhagic shock. II. Observation on alveolar and vascular ultrastructure. Amer. J. Pathol. **58** (1971) 353.

[15] Redl, H., D. E. Hammerschmidt, G. Schlag: Augmentation by platelets of granulocytes aggregation in response to chemotaxis: studies utilizing an improved cell preparation technique. Blood **61** (1983) 125.

[16] Redl, H., G. Schlag, D. E. Hammerschmidt: Quantitative assessment of leukostasis in experimental hypovolemic-traumatic shock. Acta Chir. Scand. **150** (1984) 113.

[17] Redl, H., G. Schlag, W. Grisold, et al.: Early morphological changes of the lung in shock demonstrated in the light (LM), transmission electron (TEM) and scanning electron microscopes (SEM). Scan. Electron Microsc. **II** (1978) 555.

[18] Redl, H., G. Schlag, W. H. Schnells, et al.: Ultrastruktur des akuten progressiven Lungenversagens im Frühstadium. In: Akutes progressives Lungenversagen (Mayerhofer-Krammel, O., G. Schlag, H. Stoeckel, eds.). S. 22, Georg Thieme Verlag, Stuttgart 1979.

[19] Schlag, G., G. Blümel, H. Regele: The use of the percutaneous needle biopsy of the lung in experimental animals and in severely injured patients. In: New Aspects of Trasylol Therapy (Haberland, G. L., D. H. Lewis, eds.) pp. 247, Schattauer Verlag, Stuttgart–New York 1973.

[20] Schlag, G., H. Redl.: Die Leukostase in der Lunge beim hypovolämisch-traumatischen Schock. Anaesthesist **29** (1980) 606.

[21] Schlag, G., H. Redl: Morphology of the human lung after traumatic injury. In: Acute Respiratory Failure (Zapol, W. M., K. J. Falke, eds.), Vol. 24, pp. 161, Marcel Dekker, Inc., New York–Basel 1985.

[22] Schlag, G., H. Regele: Lungenbiopsien bei hypovolämisch-traumatischem Schock. Ein Beitrag zur Pathogenese der sogenannten Fettembolie. Med. Welt **23** (1972) 1755.

[23] Schlag, G., W.-H. Voigt, G. Schnells, et al.: Die Ultrastruktur der menschlichen Lunge im Schock. I. Anaesthesist **25** (1976) 512.

Klinik und Prognose des „akuten Lungenversagens“

D. Barckow, Th. Schirop

Einleitung

Seit der Erstbeschreibung des eigenständigen Krankheitssyndroms „akutes Lungenversagen“ sind inzwischen fast 20 Jahre vergangen [2]. Trotzdem ist die Aktualität dieses vielfach für den betroffenen Patienten sehr kritischen Organversagens unverändert groß, denn ungeachtet großer wissenschaftlicher Anstrengungen ist die Ätiologie dieser Reaktion des Lungenparenchyms auf zahlreiche Noxen nicht geklärt. Daher fehlen bisher auch alle Voraussetzungen für eine kausale Therapie, Ansatzpunkt hierzu sind nur aus der Analyse zahlreicher klinischer Verläufe, den bisher bekannten pathophysiologischen Auswirkungen auf die Lungenfunktion und den morphologischen Veränderungen der Lunge in den verschiedenen Stadien dieses Versagenszustandes zu entnehmen [7, 10, 17, 23, 25, 26].

Definition und Auftreten des Syndroms

Das akute Lungenversagen ist heute klar definiert als plötzlich auftretende und rasch fortschreitende pulmonale Insuffizienz, die sich im Gefolge einer schweren meist extrapulmonalen Akuterkrankung entwickelt, ohne daß eine pulmonale Vorerkrankung oder eine manifeste Herzinsuffizienz besteht oder aus der Vorgeschichte bekannt ist [2, 13, 23].

Nach Angaben aus der Literatur sollen etwa 10% bis 20% aller langzeitbeatmeten Intensivpatienten, nach anderen Berichten sogar 5% bis 10% aller Intensivpatienten diese schwerwiegende Komplikation ihres Krankheitsverlaufes entwickeln [3, 19, 20]. Ganz offensichtlich sind aber bestimmte Erkrankungen besonders häufig durch ein Lungenversagen kompliziert (Tab. 1). Im chirurgischen Krankengut überwiegen Patienten mit Polytraumen, stumpfen Thoraxverletzungen und Erkrankungen mit septischen Komplikationen, die ihren Ausgang meist im Abdominalbereich besitzen. Aus dem Bereich der Inneren Medizin sind ebenfalls sehr häufig Patienten mit septischen Erkrankungen betroffen, daneben aber auch Patienten, die eine akute toxische oder infektiöse Lungenparenchymerkrankung erlitten haben [8]. Die Letalitätsrate besonders dieser Gruppe ist erschreckend hoch. Aus allen medizinischen Fachgebieten sind darüber hinaus Patienten von einem akuten Lungenversagen bedroht, die in ihrem Krankheitsverlauf einen schweren, länger andauernden Volumenmangelschock erleben. Die Analysen einer Vielzahl klinischer Erfahrungsberichte bestätigen damit bis ins Detail die Erstbeschreibung des Syndroms [2].

Tabelle 1 Prädisponierende Erkrankungen für ein akutes Lungenversagen

Aspiration
Pneumonie
Schock
Sepsis
Intoxikationen
Polytrauma
Thoraxkontusion
Reizgasinhalation
Säureverätzung
Verbrennungen
Schädelhirntrauma
Vielfachtransfusion

Pathogenese

Wegen der weiter fehlenden Kenntnis über die genaue Ursache der Auslösung dieser plötzlichen pulmonalen Insuffizienz gibt es zu ihrer Pathogenese eine große Zahl von Vorstellungen, die sich aus den vielen mosaikhaften Detailkenntnissen zu diesem Problem ableiten (Abb. 1).

Klar zu sein scheint, daß die Lunge sehr uniform auf unterschiedlichste Schädigungsmuster reagiert, und sich in sehr kurzer Zeit eine ganze Kaskade von Ereignissen im Lungenparenchym abspielt [1, 5, 28]. Ein für die weitere Entwicklung bedeutsamer Hauptfolgeschaden ist mit Sicherheit die Zunahme des interstitiellen Flüssigkeitgehaltes der Lunge, deren Ursache eine erhöhte Durchlässigkeit der Lungenkapillaren ist. Diese Kapillarläsion ist bereits kurz nach dem Schadenseintritt auch morphologisch nachweisbar [16, 17]. Unter den Faktoren, die dafür verantwortlich gemacht werden, stehen derzeit aus Leukocyten freigesetzte Proteasen im Mittelpunkt des Interesses. Sie sind in der Lungenlymphe und Lavageflüssigkeit sowohl im Tierexperiment als auch bei einzelnen erkrankten Patienten in sehr hoher Konzentration nachzuweisen gewesen [6, 15]. Denkbar ist eine direkte Läsion des Kapillarendothels durch diese Proteasen oder dadurch, daß diese hochwirksamen Enzyme die Bildung anderer gewebstoxischer Produkte induzieren [11].

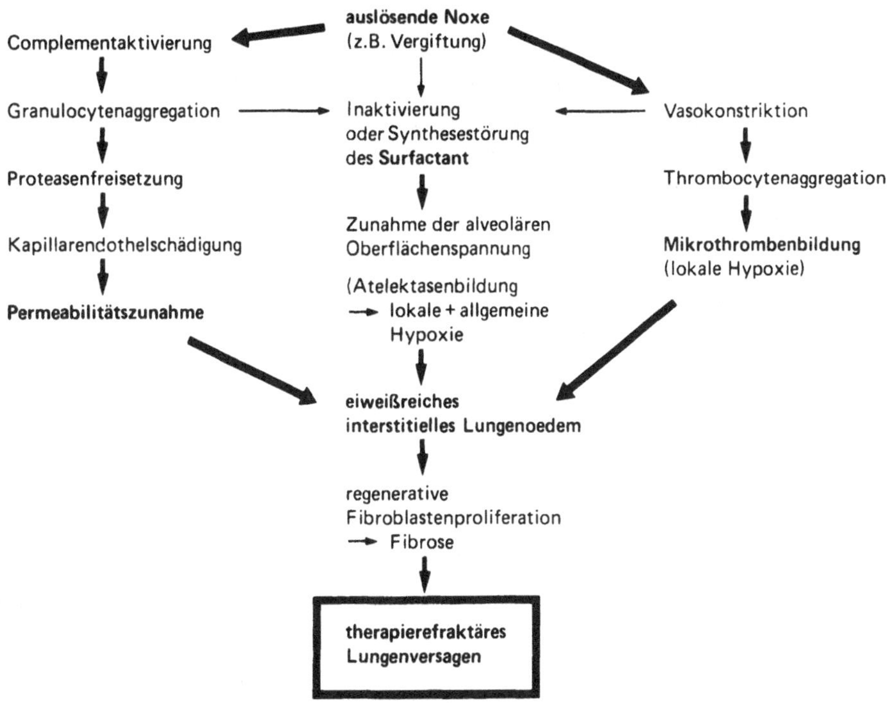

Abb. 1 Pathogenese des akuten Lungenversagens.

Schließlich wird als besonders bedeutsam angesehen, daß es sehr frühzeitig auch zu einer Störung des oberflächenaktiven Systems der Lunge kommt mit ungünstigen Folgen für die Feinabstimmung von Ventilation und Perfusion in der Lunge und damit verhängnisvollen Störungen der Lungenfunktion [29].

In fortgeschrittenen Stadien des Lungenversagens werden in dem zell- und eiweißreichen interstitiellen Lungenoedem proliferative Vorgänge in Gang gesetzt, die schließlich zu einer vollständigen Fibrosierung des Lungeninterstitiums führen können und damit den intrapulmonalen Gasaustausch praktisch zum Erliegen bringen [9, 12, 17].

Nach dem heutigen Kenntnisstand scheinen dagegen im pulmonalen Gefäßbett unkontrolliert ablaufende Gerinnungsvorgänge mit Mikrothrombosierungen lediglich Folgen und nicht Ursache dieser Veränderungen im Lungenparenchym zu sein.

Klinik

Die Klinik des akuten Lungenversagens ist vor allem gekennzeichnet durch die Symptome der sich entwickelnden Ateminsuffizienz mit zunächst auffallend tachypnoischer Dyspnoe bei anfangs eher diskreter Hypoxämie. Diese ersten klinischen Zeichen sind Folge der zunehmenden Atemarbeit, die der Patient zu leisten hat, um seinen Gaswechsel sicherzustellen. Der Grund dafür ist die durch die geschilderten Vorgänge rasch abnehmende Lungendehnbarkeit. Deshalb dominieren in dieser ersten Phase meistens die Zeichen der zugrunde liegenden Akuterkrankung, und die Symptome der Atemnot sind eher uncharakteristisch, so daß durchaus differentialdiagnostische Überlegungen sinnvoll sind (Tab. 2).

Tabelle 2 Differentialdiagnosen zum akuten Lungenversagen

Kardiales Lungenödem
Fluid Lung
Akute allergische Alveolitis
Bakterielle Bronchopneumonie
Goodpasture Syndrom

Gelegentlich zeigt ein bereits in dieser Phase geringer Abfall des arteriellen PO_2-Wertes bei den betroffenen Patinenten die zur Vermeidung einer Hypoxämie notwendige Hyperventilation, erster Ausdruck des gestörten Ventilations-Perfusionsverhältnisses. Trotz weiter zunehmender Atemanstrengungen werden in einer zweiten Phase die Hypoxämiezeichen deutlicher, ebenso wie der Befund der respiratorischen Alkalose (Tab. 3) [18]. Dies ist Ausdruck des weiter angewachsenen intrapulmonalen Rechts-, Linksshunts. Spätestens jetzt wird der Patient beatmungspflichtig und die dazu notwendigen Beatmungsdrucke belegen den fortschreitenden Elastizitätsverlust der Lunge. Innerhalb weniger Stunden können dann immer höhere inspiratorische Sauerstoffkonzentrationen notwendig werden, um eine Hypoxämie zu kompensieren. In dieser dritten Phase des Lungenversa-

Tabelle 3 Stadien des akuten Lungenversagens

	Klinik	Blutgase	Röntgen-Thorax
Stadium I	Diskrete Dyspnoe	Unterer Normbereich	Oft unauffällig
Stadium II	Tachypnoe, leichte Unruhe	Hypoxämie	Beginnende Milchgasartige Eintrübung
Stadium III	Zunehmende Tachypnoe, Zyanose	Hypoxämie trotz erhöhten O_2 Angebotes	Homogene Eintrübung beider Lungen mit positiver Bronchographie
Stadium IV	Schwere Dyspnoe, tiefe Zyanose, Nasenflügeln, Bewußtseinsstörungen, Kreislaufinsuffiziens	Hypoxämie u. Hyperkapnie trotz Beatmung mit Sauerstoff	Konfluierende Verschattungen beider Lungen mit oft unregelmäßigen Aufhellungsherden

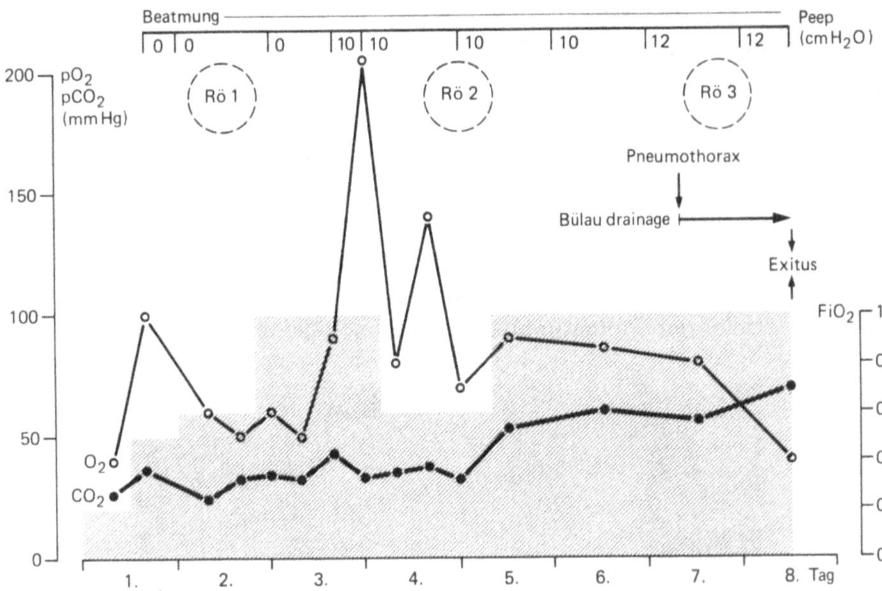

Abb. 2 Akutes Lungenversagen im Verlauf nach schwerer Schlafmittelvergiftung.

gens spätestens werden die Symptome der Grunderkrankung durch die respiratorische Insuffizienz ganz in den Hintergrund gedrängt. Schließlich sind die klinischen Zeichen der pulmonalen Globalinsuffizienz charakteristische Merkmale der letzten und vierten Phase des Lungenversagens. Sie weisen schließlich auf den fast völligen Funktionsverlust der Lunge hin, der der Patient dann schließlich erliegt. Ein Einzelfallbeispiel soll einen solchen bestürzenden Verlauf verdeutlichen (Abb. 2). In diesem Fall entwickelte eine 20jährige Patientin nach einer schweren suicidalen Schlafmittelvergiftung, die durch eine adäquate Elementarhilfe und eine aggressive Detoxikation mit Haemodialyse erfolgreich behandelt werden konnte, ein schließlich therapieresistentes Lungenversagen in ihrem Krankheitsverlauf. Das lange Intervall zwischen Eintritt der Erkrankung und Entwicklung dieser Lungenkomplikation war hier besonders typisch. Durchschnittlich beträgt die Latenz zwischen der Akuterkrankung und dem Auftreten dieser pulmonalen Komplikation zwischen 24 Stunden und 72 Stunden. Im geschilderten Fall hatte die Patientin ihre Vergiftung bereits überwunden als die ersten Zeichen der schließlich tödlichen Lungenkomplikation sichtbar wurden.

Röntgenologische Lungenveränderungen

Typische röntgenologische Lungenveränderungen der Anfangsphase fehlen ebenso wie Auskultations- oder Perkussionsbefunde [21]. Erst nach der Entwicklung einer auch klinisch faßbaren pulmonalen Insuffizienz werden diskrete milchglasartige Eintrübungen oft erst der einen, dann beider Lungenhälften im Röntgenbild erkennbar. Diese Veränderungen verstärken sich zu später konfluierenden diffusen Eintrübungen in allen Lungenabschnitten und lassen als Zeichen des zunächst rein interstitiellen Prozesses ein positives Bronchopneumogramm erkennen. Im Endstadium ist die Lunge oft homogen verschattet und bei durchaus möglichen meist therapiebedingten Barotraumen der Lunge weist die fehlende Kollapsneigung des Organs auf die erfolgte Fibrosierung des Lungeninterstitiums hin. Sehr eindrucksvoll sind diese röntgenologischen Stadien auch an den Bildern der oben geschilderten Patientin ablesbar (Abbildungen 3, 4, 5).

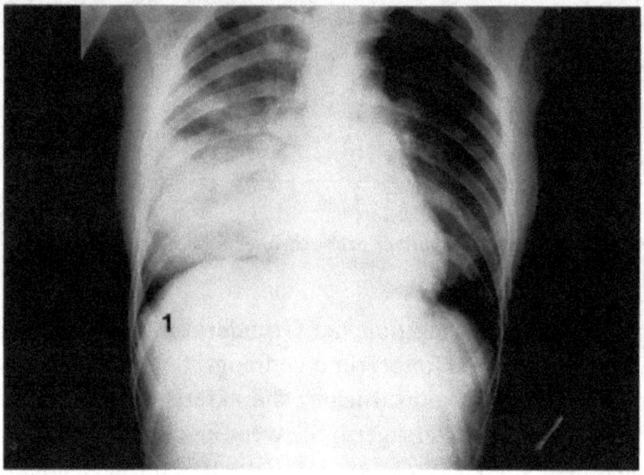

Abb. 3 Röntgenbild der Lunge bei Aufnahme.

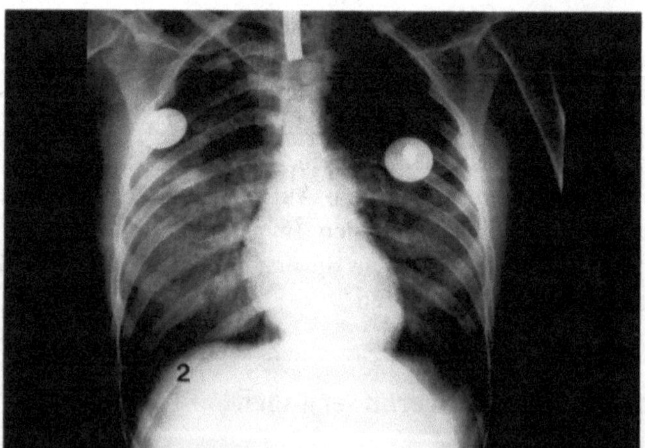

Abb. 4 Röntgenbild der Lunge nach Ausbildung eines akuten Lungenversagens.

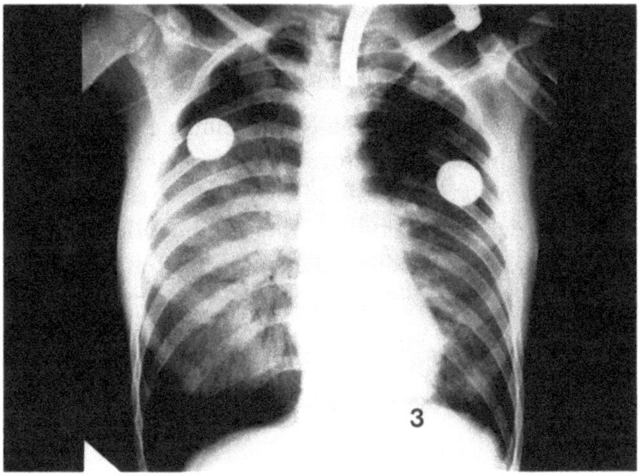

Abb. 5 Röntgenbild der Lunge im Endstadium eines akuten Lungenversagens.

Prognose

Die Letalität des akuten Lungenversagens wird in der Literatur bisher sehr unterschiedlich angegeben. Es werden Zahlen zwischen 50% und 80% genannt [7, 13, 22, 23]. Diese großen Unterschiede sind sicher unter anderem darauf zurückzuführen, daß vielfach nicht angegeben wird, ob der Patient seinen Grunderkrankungen oder den Folgen des pulmonalen Versagens erliegt. Außer Zweifel steht aber, daß das Lungenversagen zu der den Ausgang bestimmenden Komplikationen im Krankheitsverlauf werden kann.

Unter konsequenter Ausnutzung der heute erkennbaren therapeutischen Ansatzpunkte können aber auch Patienten mit einem fortgeschrittenen Lungenversagen ihre Krankheit überleben, und nach Überwindung des Lungenversagens hat der Patient erfreulicherweise alle Chancen, eine fast normale Lungenfunktion wieder zu erlangen [4, 14, 24, 27].

Die eigenen Behandlungsergebnisse zeigen eine Letalität von etwa 30% der Patienten im Stadium III, dagegen fast 100% bei den Patienten im Stadium IV des Lungenversagens (Tab. 4). Ausnahmslos verstarben aber die Patienten im Stadium

Tabelle 4 Überlebensrate nach akutem Lungenversagen Stadium III und IV.

	n	überlebt	verstorben	ANV	Todesursache Hypoxie	 Grund-krankheit
Stadium III	63	40	23	61	2	21
Stadium IV	22	–	22	22	9	13

III an den Folgen der therapieresistenten Grunderkrankung und nicht an der unbeherrschbaren Hypoxie. Bei den Patienten im Stadium IV dagegen dominierten zum Zeitpunkt des Todes die Zeichen des schwersten Sauerstoffmangels.

Nach Überwindung des Lungenversagens sind einige Patienten 6 bis 24 Monate nach der Entlassung nachuntersucht worden. Allgemeine Daten dieser Patientengruppe und ihres Krankheitsverlaufes sind der tabellarischen Übersicht zu entnehmen die die Schwere der Erkrankungen mehr als deutlich belegt (Tab. 5). Die Lungenfunktionsuntersuchungen dieser Patienten zeigten nur diskrete Einschränkungen der Lungenfunktion (Tab. 6). Auffällige Erhöhungen des Atemwegswiderstandes bei den Patienten 10, 11 und 12 sind rein extrathorakal bedingt gewesen und hatten ihre Ursache in Intubationsfolgen an Kehlkopf und Trachea. Sie konnten später operativ beseitigt werden.

Tabelle 5 Patientendaten mit akutem Lungenversagen im Krankheitsverlauf.

Patient	Alter	Geschlecht	Diagnose	Intensivbehandlung (Tage)	Beatmung (Tage)	Fi O_2>0.5 (Std.)	Max. Peep. (an H_2O)	Komplikationen im Verlauf
1	45	weibl.	Dimethoatintox.	104	90	6	+13	ANV (rev.)
2	31	weibl.	Alkaloidintox.	58	48	36	+10	ANV (rev.)
3	49	weibl.	Beinahe-Ertrinken	64	45	18	+10	ANV (rev.)
4	42	weibl.	Schlafmittelintox. Aspiration	72	58	–	+10	ANV (rev.)
5	22	männl.	Atyp.Pneumonie	38	30	24	+10	ANV (rev.)
6	29	männl.	Schlafmittelintox.	21	18	–	+ 7	– –
7	39	männl.	Schlafmittelintox.	33	25	–	+ 9	ANV (rev.)
8	65	männl.	Diab. mell. Myolyse	50	16	12	+ 8	ANV (rev.)
9	72	männl.	Schlafmittelintox.	72	39	–	+ 5	ANV (rev.)
10	66	männl.	Schlafmittelintox.	48	28	–	+ 7	ANV (rev.)
11	60	männl.	Schlafmittelintox.	34	22	–	+ 6	ANV (rev.)
12	65	männl.	Atyp. Pneumonie	86	59	24	+11	ANV (rev.)

In guter Übereinstimmung mit den Erfahrungen anderer Untersucher konnte festgestellt werden, daß diese erstaunliche Erholung der Lunge eine gewisse Zeit in Anspruch nimmt [4, 14, 24, 27]. Erst nach etwa 12 bis 18 Monaten sind keine weiteren Funktionsverbesserungen mehr zu erwarten, so daß man davon ausgehen kann, daß die Regeneration der Lunge etwa diese Zeit in Anspruch nimmt. Wiederholte Lungenfunktionsprüfungen bei einem Einzelpatienten (Tab. 7) lassen das sehr gut erkennen. Das Ausmaß der verbleibenden Funktionseinbußen ist nach unseren Untersuchungen nicht von der Grunderkrankung, der Krankheitsdauer oder dem Geschlecht abhängig. Einzig das Alter der Patienten scheint eine gewisse Limitierung der Regenerationsfähigkeit der Lunge darzustellen.

Tabelle 6 Lungenfunktion nach überstandenem akuten Lungenversagen

Patient	Zeitpunkt n. Entlassung (Monate)	IVC (ml)	% d. Soll-W.	$FEV_{1.0}$ (ml)	% IVC	Rt (cm H_2O/ l/sec)	C stat. (l/cm H_2O)	po_2 (Torr)	pco_2 (Torr)
1	>24	3880	97	2950	79	1.6	0.18	81	36
2	>24	5150	87	4300	83	1.9	0.16	90	34
3	>24	4150	83	3550	85	2.1	0.25	86	34
4	>24	2850	65	2300	81	3.5	0.22	70	38
5	>24	2500	94	2300	92	2.1	0.24	96	34
6	>24	2650	83	2250	83	1.8	0.11	89	36
7	> 6	3300	96	2500	76	2.0	0.25	90	40
8	>12	2950	99	2150	73	–	–	68	32
9	>12	2250	73	1300	58	4.3	0.11	75	39
10	>12	2900	94	1000	54	11.1	0.23	74	40
11	> 6	2550	77	1850	72	6.7	0.28	73	36
12	>24	2250	66	1950	86	7.3	0.31	69	34

IVC Vitalkapazität
$FEV_{1.0}$ Erstsekundenkapazität
Rt Atemwegswiderstand
Cstat. Lungendehnbarkeit

Tabelle 7 Serielle Lungenfunktionsuntersuchungen nach akutem Lungenversagen.

Funktionswert	Monate nach Entlassung 3.	6.	9.	48.	72.
IVC IST (l)	2,47	3,2	3,5	3,88	3,78
% Soll	60	78	87	97	92
$FEV_{1.0}$ IST (l)	2,24	2,91	3,0	3,4	2,9
% IVC	91	97	75	90	79
Rt (cm H_2O/l/sec)	2,55	1,4	1,6	1,4	1,6
AGW (l/min)	–	121	118	104	102
DLCO (ml/min/mmHg)	–	–	13,2		18,2
Sollwert	–	–	18–22	–	18–22

Zusammenfassung

Nach einer Reihe von schweren Krankheitsverläufen kann es mit einer Latenz von 24 bis 72 Stunden zu einem rasch fortschreitenden Funktionsverlust der Lunge kommen. Zu Beginn dieses oft tödlichen Organversagens ist die Abgrenzung zu anderen Ursachen einer akuten respiratorischen Insuffizienz oft schwierig, da die klinische Symptomatik in dieser Phase vieldeutig ist und eindeutige, das Lungenversagen beweisende Laborparameter bisher noch fehlen. Ebenso unklar ist der genaue Mechanismus der Auslösung dieser oft den Krankheitsverlauf schließlich bestimmenden Komplikation so vieler Akuterkrankungen. Die konsequente Umsetzung der bisher vorliegenden Erkenntnisse über den Ablauf der Veränderungen im Lungenparenchym und therapeutische Anstrengungen hat aber die Überlebenschancen solcher Patienten deutlich erhöht.

Überlebt ein Patient diese kritische Komplikation seines Krankheitsverlaufes dann sind die Folgen für seine spätere Lungenfunktion erfreulich gering und rechtfertigen alle vorausgegangenen therapeutischen Bemühungen.

Literatur

[1] Anderson, R. R., R. L. Holliday, A. A. Driedger et al.: Documentation of pulmonary capillary permeability in the adult respiratory distress syndrome accompanying human sepsis. Am. Rev. Resp. Dis., Volume **119** (1979) 869

[2] Ashbaugh, D. G., D. B. Bigelow, T. L. Petty et al.: Acute respiratory distress in adults. Lancet **2** (1967) 319–232

[3] Ashbaugh, D. G.: Respiratory diseases. Task force report. National Heart and Lung Institute **73** (1972) 165

[4] Bachofen, M., H. Bachofen: Der Heilungsverlauf des schweren „adult respiratory distress syndrome". Schweiz. Med. Wschr. **109** (1979) 1982

[5] Bachofen, M., E. R. Weibel: Alterations of the gas exchange aparatus in adult respiratory insufficiency associated with septicemia. Am. Rev. Resp. Dis. **116** (1977) 589

[6] Demling, R. H., R. Proctor, J. Grossmann et al.: Lung injury and Lung Lysosomal Enzyme Release during Endotoxemia. J. Surg. Res. **30** (1981) 135

[7] Divertie, M. B.: The adult respiratory distress syndrome. Mayo Clin. Proc. **57** (1982) 371

[8] A. A. Fowler, R. F. Hamman, J. T. Good et al.: Adult Respiratory Distress Syndrome: Risk with Common Predispositions. Ann. Int. Med. **98** (1983) 593–597

[9] Gong, H. jr., D. F. Tierney: Respiratory distress syndrome. In: Current Pulmonology I (Ed. D. H. Simmons). Houghton Nifflin Professional Publ. Boston 1979.

[10] H. Heine: Die initiale Granulozytose der Lunge nach Eintritt eines Schockereignisses. Med. Welt **32** (1981) 1352–1361

[11] Henson, P. M., G. L. Larsen, R. O. Welster et al.: Pulmonary microvascular alterations and injury induced by complement fragments synergistic effect of complement activation neutrophil sequestrations and prostaglandins. Amer. N. Y. Acad. Sci. **384** (1982) 287

[12] Hill, J. D., J. L. Ratliff, J. C. Parrot et al.: Pulmonary pathology in acute respiratory insufficiency: Lung biopsy as a diagnostic tool. J. Thorac. Cardiovasc. Surg. **71** (1976) 64

[13] Keller, R.: Das akute Lungenversagen – akutes Atemnotsyndrom des Erwachsenen. Adult Respiratory Distress Syndrome (ARDS) Prax. Pneumol. **35** (1981) 161–169

[14] S. Lakshminarayan, R. E. Stanford, T. L. Petty: Prognosis after Recovery from Adult Respiratory Distress Syndrome. Am. Rev. Resp. Dis. **113** (1976) 7–16

[15] Lee, C. T., A. M. Fein, M. Lippmann et al.: Elastolytic Activity in Pulmonary Lavage Fluid from Patients with adult Respiratory-Distress-Syndrome. N. Engl. J. Med. **304** (1981) 192

[16] Mittermayer, C., U. Riede, U. Bleyl et al.: Schocklunge. Verh. Dtsch. Ges. Path. **62** (1978) 11

[17] Mittermayer, Ch., U. N. Riede: Funktionelle morphologische Betrachtung der respiratorischen Insuffizienz beim Schock. Prax. Pneumol. **34** (1980) 251

[18] Moore, F. D., J. H. Lyons, E. C. Puerce, et al.: Posttraumatic pulmonary insufficiency. Saunders, Philadelphia 1969.

[19] Moss, G. S., J. D. Saletta: Traumatic shock in man. N. Engl. J. Med. **290** (1974) 724

[20] Murray, J. F.: Mechanisms of acute respiratory failure (Conference Report). Am. Rev. Resp. Dis. **115** (1977) 1071

[21] Ostendorf, P., H. Bizzle, W. Vogel et al.: Pulmonary radiographic abnormalities in shock. Radiology **115** (1975) 257

[22] Perruchoud, A. C. Kopp, H. Herzog: Klinik und Therapie der Schocklunge. Intensiv. Med. **14** (1977) 274–278

[23] Petty, R. L.: Adult Respiratory Distress Syndrome. Sem. Resp. Med. **3** (1982) 219–224

[24] Rotmann, H. H., T. F. Lavelle jr., D. G. Dimcheff et al.: Long-Term Physiologic Consequences of the Adult Respiratory Distress Syndrome. Chest. **72** (1977) 190–192

[25] Schlag, G., W.-H. Voigt, H. Redl et al.: Vergleichende Morphologie des posttraumatischen Lungenversagens. Anästh. Intensivther. Notfallmed. **15** (1980) 315–339. Thieme-Verlag, Stuttgart · New York.

[26] Schlag, G., H. Redl: Neue Aspekte zur Schocklunge. Anästh. Intensivther. Notfallmed. **17** (1982) 86–91. Thieme-Verlag, Stuttgart · New York.

[27] Simpson, D. K., M. Goodmann, S. L. Spector et al.: Long-Term Follow-Up and Bronchial Reactivity Testing in Survivors of the Adult Respiratory Distress Syndrome. Am. Rev. Resp. Dis. **117** (1978) 449–454

[28] Staub, N. C.: Pulmonary edema due to increased microvascular permeability to fluid and protein. Circ. Res. **43** (1978) 143–151

[29] v. Wichert, P., F. V. Kohl: Decreased DPC content Gerince in lung specimens of patients with so-called shock lung. Europ. J. Intens. Care **3** (1977) 27

Prophylaxe und Therapie des akuten Lungenversagens

Th. Schirop, D. Barckow

Da für die Entwicklung des akuten Lungenversagens viele Faktoren anzunehmen sind [3, 5, 7–10], werden als wichtigste Therapiemöglichkeiten derzeit genannt:

1. Corticoide
2 Membranoxygenation
3 Extrakorporale CO_2-Elimination
4. *Beatmung*
5. *Isolierte Ultrafiltration*

Einsatz von Corticoiden

Der Einsatz von Corticoiden wurde immer wieder erwähnt; nach unseren Erfahrungen läßt sich aber eine Beeinflussung dieses schweren Organversagens nicht erzielen, weil die Gabe der Corticoide immer zu spät kommen muß, wenn man an die sehr diskreten Veränderungen der Lunge im Stadium I und II denkt.

Ob sich die mesenchymalen Veränderungen im Lungenparenchym zu einem so späten Zeitpunkt unter einer Corticoid-Medikation beeinflussen lassen, ist bisher nicht bewiesen und scheint eher fraglich.

Membranoxygenation

Das extrakorporale Verfahren der Membranoxygenation ist in seiner Durchführung technisch aufwendig und an Spezialkliniken gebunden. Nach den heute gemachten Erfahrungen hat es auch die Letalität von Patienten mit ARDS im bereits fortgeschrittenen Stadium nicht senken können.

Extrakorporale CO_2-Elimination

Die extrakorporale CO_2-Elimination ist eine relativ neue Therapiemöglichkeit des akuten Lungenversagens und wird an anderer Stelle anhand erster Erfahrungen vorgestellt und diskutiert.

Beatmung

Die Beatmung stellt unzweifelhaft einen wichtigen Faktor in der Behandlung des akuten Lungenversagens dar. Hier sind zu nennen: IPPB, PEEP, prophylaktischer PEEP und high-frequency-jet-ventilation. Die letztere Beatmungstechnik ist wegen des technischen Aufwandes auch nur in einzelnen Zentren als Therapie eingeführt worden. Unbestritten darf die Beatmung mit PEEP und insbesondere die prophylaktische Anwendung von PEEP als Fortschritt in der Behandlung des sich anbahnenden akuten Lungenversagens angesehen werden. Über die günstigen Behandlungsergebnisse bei exogenen Intoxikationen konnten wir bereits 1976 berichten [1].

Obgleich sich unseres Erachtens bei einer großen Anzahl von Patienten durch diese Beatmungsform die respiratorische Insuffizienz günstig beeinflussen ließ, zeigten doch eine Reihe von Patienten eine Progredienz ihres akuten Lungenversagens über das Stadium III hinaus in das Stadium IV.

Isolierte Ultrafiltration

Mit günstigem Effekt haben wir Ende 1974 am Reanimationszentrum die isolierte Ultrafiltration bei einem Patinenten mit fortgeschrittenem akuten Lungenversagen eingesetzt [2].

Die Ultrafiltration wurde zunächst unter der Überlegung des ausschließlichen Wasserentzuges beim hyperhydrierten Patienten entwickelt und immer dann eingesetzt, wenn sich klinisch eine ausgeprägte Dyspnoe und eine anbahnende myokardiale Insuffizienz fand [6]. Technisch wird bei einer Durchführung der Ultrafiltration dem durch den Dialysator strömenden Blut Plasmawasser entzogen, das in seiner Zusammensetzung dem Primärharn entspricht.

Eine Komplikation kann sich durch die Haemokonzentration am venösen Schenkel ergeben. Damit eine Verlegung des Dialysators und damit ein Blutverlust für den Patienten vermieden wird, ist eine ausreichende Heparinisierung erforderlich. Letztere muß durch sorgfältige und häufige Kontrollen der Gerinnungszeiten überwacht werden. Liegt das eigentliche Anwendungsgebiet der isolierten Ultrafiltration in der raschen Beseitigung der Hyperhydratation mit Fluid-lung, setzten wir diese Methode beim normovolämischen Patienten ein. Pathophysiologische Vorstellung für uns war, durch rasche Verminderung der Flüssigkeit im Intravasalraum zu erreichen, daß Flüssigkeit aus dem Interstitium der Lunge mobilisiert wird. Während der Durchführung der Ultrafiltration wurde dann die Beatmung individuell der pulmonalen Situation des Patienten angepaßt. Klinisch zeigten die Blutgasanalyse und das Rö.-Bild dann den günstigen Effekt dieser Methode an.

Seit Ende 1974 wurden am Reanimationszentrum 96 Patienten mit unterschiedlichen schweren intensivmedizinisch zu behandelnden Krankheitsbildern mit dieser Methode therapiert. Betrachtet man den Zeitraum bis Mai 1986 wird unstrittig die kritische Anwendung dieser Methode erkennbar.

Indikation zur Durchführung einer isolierten Ultrafiltration beim akuten Lungenversagen sind:

1. Absinken des paO_2 unter 60 Torr trotz über mindestens 6 Stunden durchgeführter Beatmungstherapie mit maximal möglichem PEEP und $FIO_2 > 0.6$.
2. Anhaltend niedrige paO_2-Werte ($\leqq$ 60 Torr) trotz intensiver Beatmungstherapie mit PEEP, $FIO_2 \geqq 0,5$ und einer negativen Flüssigkeitbilanz im Verlauf der letzten 24 Stunden.
3. Zunehmende Niereninsuffizienz, die eine negative Wasserbilanz nicht erlaubt.

Anhand von 2 Kausistiken soll der günstige Effekt dargestellt werden: 17-jährige Patientin im Coma diabetikum mit ausgeprägter Acidose und Exsikkose. Noch in der Phase der Rehydrierung entwickelte sich im Verlauf von 3 Tagen eine schwere Globalinsuffizienz, welche schließlich unter einem FIO_2 von 1 und PEEP bis 10 cm Wasser eine rasche Verschlechterung zeigte. Nach Entzug von insgesamt 3,7 Litern Plasmawasser während 3 Ultrafiltrationen zeigte die respiratorische Insuffizienz einen deutlichen Rückgang. Die Patientin überlebte (Abb. 1).

Im zweiten Fall Übernahme eines 26jährigen Patienten nach CO und Alkaloid-Intoxikation zur Durchführung einer Membranoxygenation. Der Patient zeigte ebenfalls unter einem FIO_2 von 1 und einem PEEP von 10 cm Wasser eine schwere Globalinsuffizienz. Die Entfernung von 3,5 Litern Plasmawasser bei der ersten

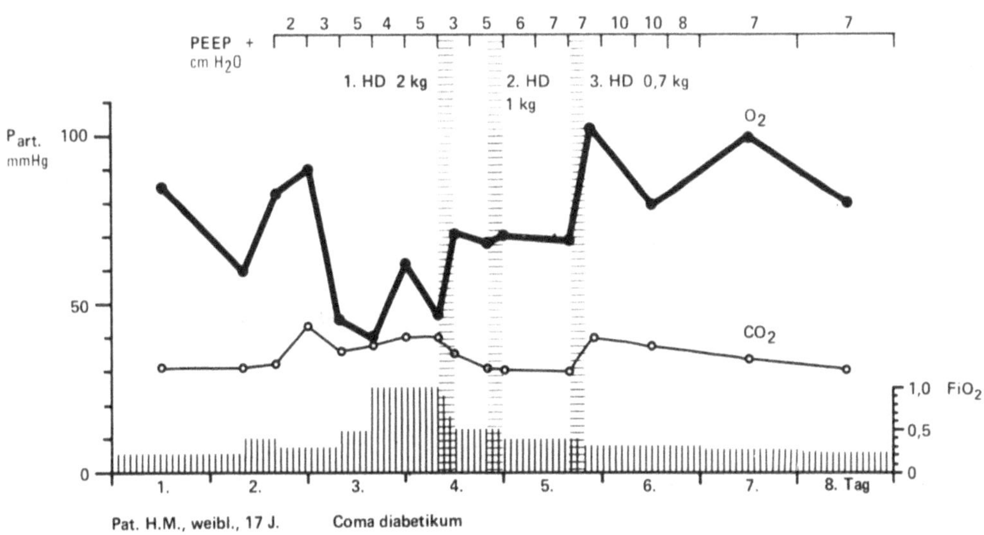

Abb. 1

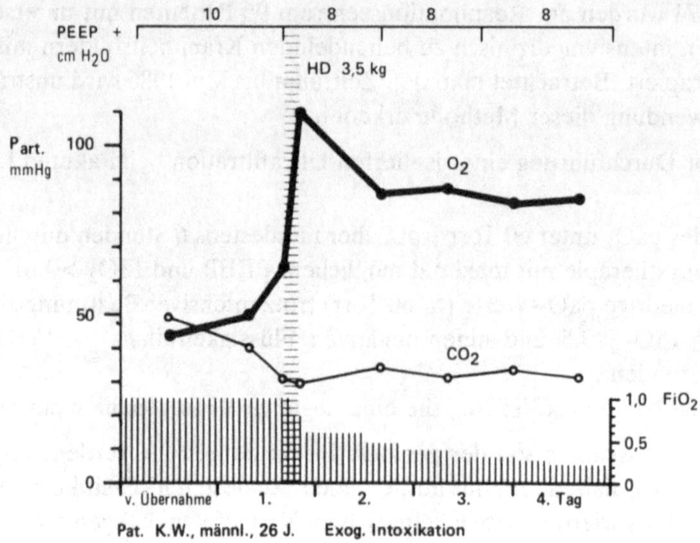

Abb.2

Ultrafiltration führte zu einer deutlichen Verbesserung der Beatmungsparameter; auch dieser Patient überlebte (Abb. 2).

In den letzten beiden Jahren konnten wir nun durch Messung des Lungenwassers mit Hilfe der Doppelindikator-Technik zeigen, daß eine deutliche Abhängigkeit von eliminiertem Plasmawasser zu Lungenwasser besteht, wie Abbildung 3 zeigt.

Unstrittig muß der Einsatz der isolierten Ultrafiltration beim akuten Lungenversagen am normovolämischen Patienten auch zu Komplikationen führen. Hier sind zu nennen; Kreislaufsinsuffizienz und akutes Nierenversagen [4].

Bei Durchführung der isolierten Ultrafiltration über einen Zeitraum von 2 Stunden findet sich immer ein Abfall des mittleren arteriellen Druckes, klinisch kann auch eine Tachycardie in Erscheinung treten (Tabelle 1).

Blutdruckabfall und Tachykardie zeigen dann meist im weiteren Beobachtungszeitraum von Stunden wieder eine rückläufige Tendenz, ohne daß der günstige Effekt auf die pulmonale Situation aufgehoben wird. Voraussetzung bleibt aber die strenge Flüssigkeitsrestriktion in den nachfolgenden Tagen.

Durch die Entfernung von Plasmawasser war auch mit einem Anstieg des *kolloidosmotischen Druckes* (normal 24–26 mmHg) zu rechnen. Wie aus Tabelle 1 erkennbar wird, lag der kolloidosmotische Druck zu Beginn der ersten Ultrafiltra-

Tabelle 1 Kolloidosmotischer Druck (KOD) und mittlerer Aortendruck (MAD) unter isolierter Ultrafiltration.

Nr.	KOD (mmHg) Ausgangswert	n. 120'	Ultrafiltrat (ml)	MAD (mmHg) vor UF	MAD (mmHg) nach UF
1	31.7	55.6	2000	104	73
2	34.5	36.8	600	84	71
3	26.6	44.4	1400	79	69
4	25.3	32.5	2000	94	62
5	30.8	41.9	2200	94	63
6	37.3	49.6	2000	65	70
7	46.1	–	1000	100	48
8	25.7	31.8	3000	120	91
9	31.0	45.1	2000	111	49
10	41.1	51.0	1600	94	59
11	34.8	42.0	900	50	40
12	29.0	36.8	1360	81	77

tion mit 25,3 – 41,1 mmHg im oberen Normbereich bis weit über die Norm. Damit war indirekt die Überwässerung eines Patienten ausgeschlossen. Nach Abschluß der 2-stündigen Ultrafiltration lagen die Meßwerte dann mit 31,8 – max. 55,6 mmHg stark über der Norm.

Der Patient zeigt unter dieser Behandlungsmethode dann klinisch auch sehr eindrucksvoll Zeichen der Exsikkose, die sich am besten an der Haut nachweisen lassen.

Nach der ersten, oft auch erst nach der zweiten Ultrafiltration entwickelt sich ein *extrarenales akutes Nierenversagen.* Im weiteren Verlauf muß dieses dann mit einer konventionellen Haemodialyse-Behandlung überwunden werden. Zwar führte der Einsatz der isolierten Ultrafiltration fast immer zur Entwicklung eines akuten Nierenversagens, dieses war aber stets voll reversibel, überlebte der Patient seine schwere Grunderkrankung [4].

Als Überwachungs- und Therapiekonzept beim akuten Lungenversagen hat sich an unserer Abteilung folgendes Schema bewährt:

1. Rö.-Kontrollen des Thorax in 4-stündlichem Abstand.
2. Kontrollen der BGA im stündlichen Abstand.
3. Klinik.
4. Flüssigkeitsrestriktion.
5. Steigerung der Diurese: Diuretika, Bicarbonat-Diurese.

Wenn nach 12 Stunden keine Besserung:

1. Bei ausreichendem Kreislauf Ultrafiltration über Kapillare.
2. Sonst Ultrafiltration über künstliche Niere.

Nach unseren Erfahrungen führt die isolierte Ultrafiltration beim Patienten mit akutem Lungenversagen dann nicht mehr zu einem Erfolg, wenn klinisch folgende Befunde vorliegen:

1. Sofort auftretende Cyanose des Gesichtes und der Akren nach Abnahme des Patienten vom Beatmungsgerät.
2. Nasenflügeln.
3. Motorische Unruhe trotz Sedierung.
4. Bradykardie.
5. Blutdruckabfall.

In diesem Falle liegt dann das Stadium IV des akuten Lungenversagens vor, in dem die in Gang gekommene Fibrosierung des Lungengewebes die Irreversibilität bedeutet.

Zusammenfassend stehen uns heute in der *symptomatischen Therapie des akuten Lungenversagens* folgende Möglichkeiten, die sich vielerorts bewährt haben, zur Verfügung:

Stadium I : Prophylaktische PEEP-Beatmung.
Stadium II : PEEP-Beatmung,
Flüssigkeitsrestriktion.
Stadium III: PEEP-Beatmung,
Flüssigkeitsrestriktion,
isolierte Ultrafiltration.
Stadium IV: Bisher nicht beeinflußbar; ob die extracorporale CO_2-Elimination bessere Ergebnisse hier erbringt, bleibt abzuwarten.

Zur Überwindung dieser schweren Organkomplikation wäre daher immer eine enge Kooperation der Fachdisziplinen wünschenswert, um frühzeitig in das Geschehen eingreifen zu können.

Literatur

[1] Barckow, D., Th. Schirop, D. Zimmermann, R. Loddenkemper, H. Ohlmeier, J. Korsukewitz: Akt. Probl. Intensivmed. **2** (1976) 204–209.
[2] Barckow, D., Th. Schirop: Intensivmed. **14** (1977) 409–417.
[3] Barckow, D., Th. Schirop: Intensivmed. **20** (1983) 213–216.
[4] Barckow, D., Th. Schirop: Aktuelle Intensivmed. **1** (1984) 307–311.
[5] Bowen, J. C., W. C. Miller: Amer. J. Surg. **130** (1975) 550.

[6] Franz, H. E.: Blutreinigungsverfahren. Technik und Klinik. 2. Aufl. Thieme-Verlag, Stuttgart–New York, 1981.
[7] Mittermayer, Ch., P. Ostendorf, U. N. Riede: Intensivmed. **14** (1977) 252–262.
[8] Moore, F. D., J. D. Lyons, E. C. Pierce: Posttraumatic pulmonary insufficiency: Pathophysiology of respiratory care after surgical operations, trauma, hermorrhage, burns and shock. Philadelphia, 1969.
[9] Perruchoud, A., C. Kopp, H. Herzog: Intensivmed. **14** (1977) 274–283.
[10] Riede, U. N., Ch. Mittermayer, J. Hasenstein et al.: Intensivmed. **14** (1977) 264–273

Aktueller Stand der extrakorporalen CO_2-Elimination beim schweren progredienten ARDS

H. Lennartz, K. Lanser

Nach Angaben von Schuster [10] beträgt die Letalität von beatmungspflichtigen Patienten über 60%. Bei Patienten mit schwerem progredienten ARDS liegt die Letalität auch heute noch bei 80% und mehr. Ursache dafür ist das Fehlen einer wirksamen kausalen Therapie. Zahlreiche Ansätze, wie Eingriffe in den Prostaglandinstoffwechsel und die Gabe von Antioxidantien waren bislang ohne beweisbaren Einfluß auf die Letalität. Die Beatmung mit hohen inspiratorischen Drukken, hohem PEEP und wegen der zunehmenden Hypoxie mit immer höheren notwendigen inspiratorischen Sauerstoffkonzentrationen, leitet einen Circulus vitiosus ein, der schließlich nicht mehr zu durchbrechen ist [1]. Die Bemühungen, über eine extrakorporale Membranoxigenierung die Prognosen der Patienten verbessern zu können, müssen nach der ECMO-Studie als gescheitert angesehen werden [2]. Ebenso haben sich auch die Hoffnungen, die bei der Behandlung dieser Patientengruppe in die Hochfrequenzbeatmung respektive Jet-Ventilation gesetzt wurden, nicht erfüllt [3].

Wenn wir von der pathophysiologischen Vorstellung ausgehen, daß bei einem akuten progredienten ARDS die pathologisch-anatomischen Veränderungen der Lunge nicht homogen die Gesamtlunge betreffen, sondern in der Lunge sich Alveolen finden, die normal perfundiert sind, Alveolen, die hyperperfundiert sind und Alveolarbezirke, die nicht perfundiert sind sowie überdehnte Alveolarbezirke, verschlossene Alveolarbezirke und kollabierte Alveolarbezirke, so haben wir ein buntes Bild der Störungen im Ventilations-Perfusionsverhältnis diffus verteilt, über der gesamten Lunge vorliegen. Da es nicht möglich ist, von der Gasseite her diese Veränderungen zu beeinflussen, erscheint es sinnvoll, nach der Theorie von Kolobow [9], durch Wiederherstellung einer gleichmäßigen Blutverteilung und eines gleichmäßigen Blutflusses in der Lunge, bei Aufrechterhaltung eines gleichmäßigen Blähungszustandes, diese Störungen beseitigen zu können. Diese Voraussetzungen sind jedoch nur gegeben, wenn die alveoläre Ventilation gleich Null ist, das heißt, während einer apnoischen Oxigenierung. In diesem Falle können wir unterstellen, daß die Gaszusammensetzung aller Alveolen zu jedem Zeitpunkt praktisch gleich ist, unabhängig von den mechanischen Eigenschaften der Alveolen. Dazu ist eine extrakorporale Elimination des anfallenden CO_2 erforderlich.

Als Alternative zur konventionellen Beatmung beim schweren akuten ARDS stellte Gattinoni [4] erstmals 1980 die extrakorporale CO_2-Elimination und niederfrequente positive Überdruckbeatmung vor.

Nach den ersten erfolgversprechenden Berichten von Gattinoni und Mitarbeiter [5] und Falke [6], setzten wir diese Methode mit Unterstützung der Arbeitsgruppe von Gatinoni bei 10 Patienten mit schwerem ARDS ein.

Patientengut und Methode

10 Patienten im Alter zwischen 18–38 Jahren wurden mit der $ECCO_2$-R-LFPPV behandelt.

Mit Hilfe eines Doppellumenkatheters nach Pesenti [7] als Gefäßzugang für den extrakorporalen Kreislauf wurde die Vena cava bis zur Zwerchfellhöhe über die Vena femoralis kanüliert. Der partielle veno-venöse Bypass [Abb. 1] führt über 2 in Serie angeordnete Membranlungen mit 3,5–4,5 m^2 Oberfläche zurück zum Patienten. Die Membranlungen wurden zur CO_2-Elimination parallel im Gegenfluß zum extrakorporalen Blutfluß mit einem angefeuchteten Sauerstoff-Luftge-

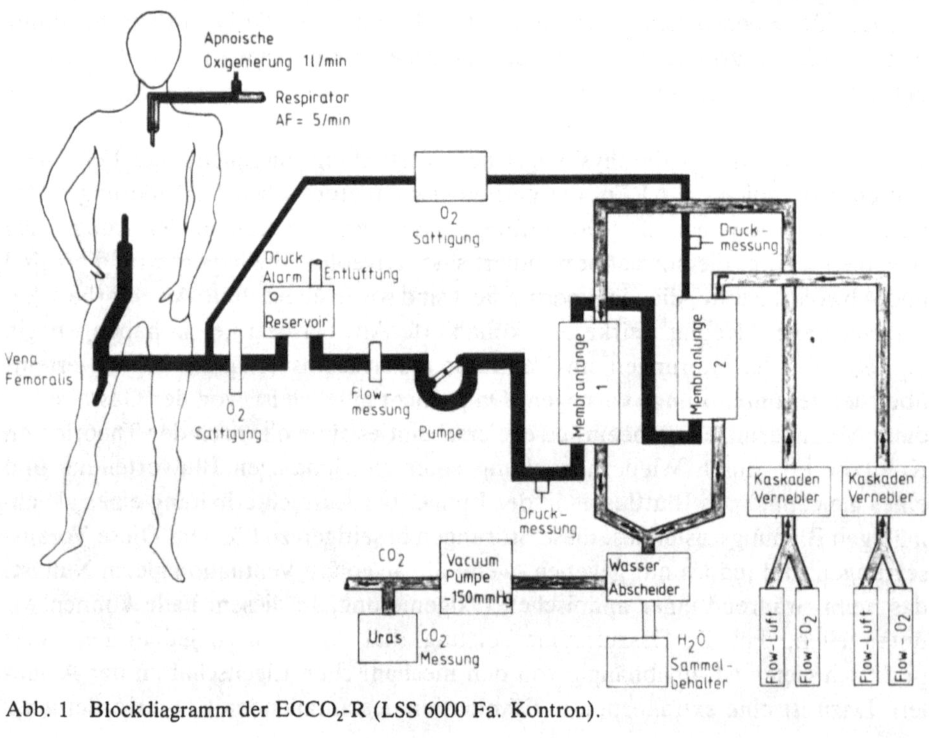

Abb. 1 Blockdiagramm der $ECCO_2$-R (LSS 6000 Fa. Kontron).

misch von 15–30 l/min durchströmt. Bei einem extrakorporalen Blutfluß von 1,5–3 l/min, bei unseren Patienten entsprechend 30% des Herzzeitvolumens, ließen sich ca. 250–300 ml CO_2/min eliminieren und damit der $PaCO_2$ im Normbereich halten. Die Oxigenierung erfolgte als apnoische Oxigenierung über die Lunge des Patienten, der mit einem Servoventilator 900 C in IMV-Stellung bei einer Arbeitsdruckbegrenzung von 45 cm H_2O und zusätzlicher intratrachealer O_2-Insufflation von 1–1,5/min mit einer Frequenz von 4–5/min gebläht wurde. Der PEEP wurde solange erhöht, bis eine ausreichende Oxigenierung erreicht war. Die Höhe des PEEP lag bei unseren Patienten zwischen 25–35 cm H_2O. Bei Besserung des Gasaustausches erfolgte das Weaning über eine Reduktion des PEEP bis eine CPAP-Beatmung möglich war. Anschließend erfolgte die Reduktion des Bypassflusses und des Membranlungengasflusses bis bei ausreichendem Gasaustausch unter CPAP mit 8–15 cm H_2O bei einem FiO_2 von 0,4 die Katheter entfernt wurden. Vor und während der Behandlung wurden die wichtigsten Gasaustauschparameter: $AaDO_2$, Q_s/Q_t und Compliance im Verlauf registriert sowie der pulmonal-arterielle Mitteldruck und das extravasculäre Lungenwasser mit der Doppelindikatormethode nach Lewis [8].

Ergebnisse

Von 30 Patienten, die wegen eines schweren ARDS überwiesen wurden, erfüllten 15 Patienten die Kriterien zum Ausschluß an die $ECCO_2$-R: $AaDO_2$ >500 mmHg, Shunt >30%, Beatmungsdrucke >50 cm H_2O bei Ausschöpfung aller intensivtherapeutischen Maßnahmen über 24–48 Stunden. 5 Patienten konnten wegen Kontraindikationen wie: akute Blutung, Sepsis, schwerer hypoxischer Hirnschaden nicht angeschlossen werden. Diese Patienten verstarben (Tab. 1). Von den 10 Patienten, die der Behandlung zugeführt wurden, überlebten 5. 7 Patienten waren Responder. 2 verstarben an ihrem Grundleiden. 3 Patienten waren keine Responder und müssen retrospektiv als kontraindiziert eingestuft werden.

Das extravaskuläre Lungenwasser (EVLW) konnte bei 7 Patienten von einem Ausgangswert von über 15 ml/kg normalisiert werden (Abb. 2).

Ebenso kam es bei diesen Patienten zu einer Normalisierung der $AaDO_2$ (Abb. 3) und während der Behandlung zu einer Besserung des Röntgen-Thoraxbefundes

Tabelle 1 Behandlungsergebnis von 30 Patienten, die wegen einer ARDS überwiesen wurden

Pat. wegen ARDS überwiesen überlebt/verst.	$ECCO_2$-R Überlebt/verst.	Kontraindikation zur $ECCO_2$-R Überlebt/verst.	Konventionelle Behandlung möglich überlebt/verst.
18/12	5/5	0/5	13/2

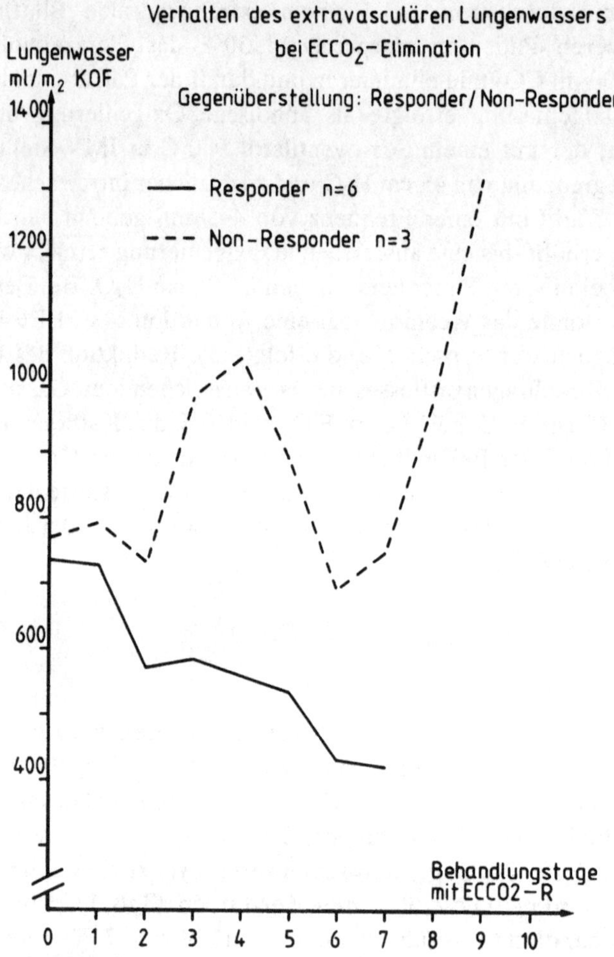

Abb. 2 Extravaskuläres Lungenwasser (EVLW) nach Lewis bei 9 von 10 Patienten vor und während der $ECCO_2$-R.

und des intrapulmonalen Shunts. Parallel zu der Abnahme der $AaDO_2$ und des EVLW fanden wir bei unseren Respondern einen Abfall des pulmonal-arteriellen Mitteldrucks (Abb. 4). Bei einem 38-jährigen Patienten (Tab. 2) mit unspezifischer Pneumonie (Ab. 5) kam es bei vorangegangener Respiratortherapie nach $ECCO_2$-R zu einer deutlichen Besserung innerhalb von 8 Tagen (Abb. 6).

Erste Untersuchungen des Surfactant-Systems und der rheologischen Bedingungen im kleinen Kreislauf wurden von der pneumologischen Arbeitsgruppe der Med. Poliklinik (Prof. Dr. P. v. Wichert) durchgeführt. Die bisher vorliegenden Ergebnisse lassen eine Trendbeschreibung zu. Der Gesamtproteingehalt der BAL korreliert gut mit dem EVLW und spiegelt das Ausmaß des Capillary-Leak wieder.

Bei einer mittleren Behandlungsdauer von 9,5 Tagen nach einer vorausgehenden

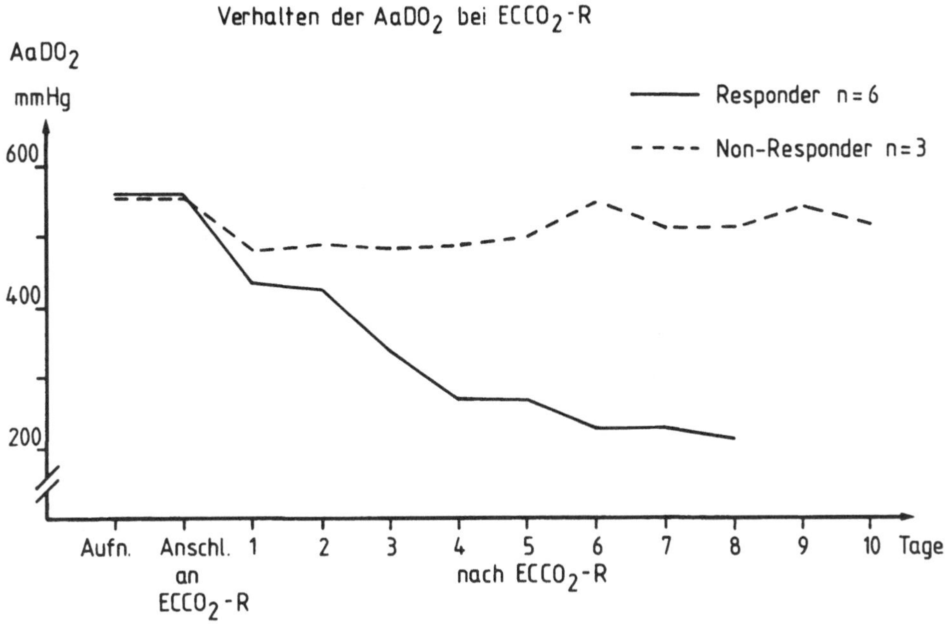

Abb. 3 $AaDO_2$ bei 9 von 10 Patienten vor und während der Behandlung bei $ECCO_2$-R.

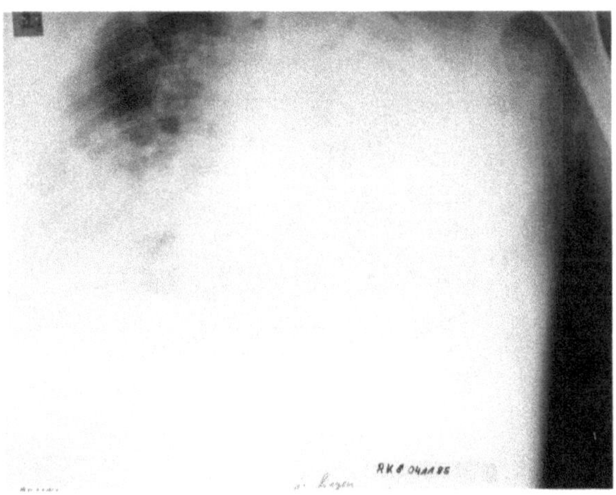

Abb. 4 Rö-Thorax bei einem 38jährigen Patienten mit unspezifischer Pneumonie unter Beatmung mit FiO_2 1,0, PEEP 15 cm H_2O, AF 20, AMV 25, I:E = 1,5:1, PaO_2 46 mmHG, pCO_2 36,8 mmHG, $AaDO_2$ 576, Insp. P-52 cm H_2O.

konventionellen Respiratortherapie von 15,7 Tagen konnten 5 Patienten geheilt entlassen werden. Die Patienten, die auf die Behandlung ansprachen, zeigten spätestens nach 4 Behandlungstagen eine deutliche Besserung. Von den 15 Patienten, die nicht die Anschlußkriterien erfüllten und weiter konventionell beatmet werden konnten, verstarben 2 Patienten.

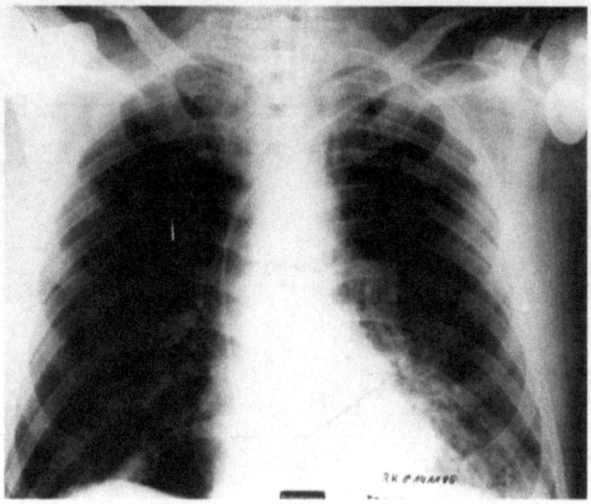

Abb. 5 Rö-Thorax 6 Tage nach $ECCO_2$-R FiO_2 1,0, PEEP 15 cm H_2O SIMV + ASB, PaO_2 535 $PaCO_2$ 30,2.

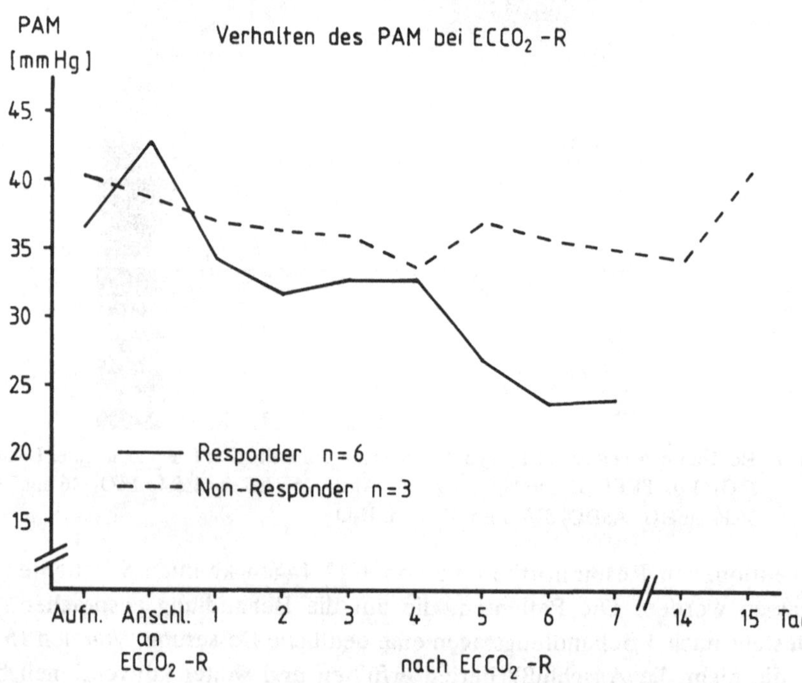

Abb. 6 PAM bei 9 von 10 Patienten vor und während der Behandlung bei $ECCO_2$-R.

Diskussion

Das Versagen der konventionellen Respiratortherapie und die entmutigenden Versuche mit high frequency und Jet-Ventilation beim schweren ARDS veranlaßten uns, die von Gattinoni beschriebene Methode aufzugreifen. Die Frage der optimalen Voraussetzungen zur Heilung der erkrankten Lunge ist bis jetzt synonym mit einem Optimum von Blutgaswerten unabhängig von den Einstellungen am mechanischen Respirator. Als Erster hat Benzer [11] (mit der Einführung der Rechengröße PIF) darauf hingewiesen, daß die Blutgase und die Einstellung des Respirators bei der Prognosestellung des Patienten im Zusammenhang betrachtet werden müssen. Das Verständnis der Vorteile und der Grenzen der Respiratortherapie setzt voraus, daß man sich vergegenwärtigt, daß die Respiratortherapie physiologisch gesehen eine Unterstützung und nicht eine ätiologische therapeutische Maßnahme darstellt.

Um mit Kolobow zu sprechen: „Es ist höchst unwahrscheinlich, daß die mechanische Beatmung optimale Voraussetzungen für die Heilung der Lunge schafft." Wir wählten die absolute Ruhigstellung der Lunge mit apnoischer Oxigenierung, um alle möglichen pulmonalen und extrapulmonalen Komplikationen der Beatmung zu vermeiden, wie Nierenversagen, Leberversagen und Barotrauma. Das unterschiedliche Verhalten der Besserung des Gasaustausches (Tab. 2, in 2 Tagen) und der Normalisierung des extravaskulären Lungenwassers (Tab. 2, 8 Tage) zeigt aus unserer Sicht ebenso wie die protrahierte Besserung des Röntgenthoraxbefundes die Zeichen der funktionellen respektive anatomischen Besserung der Lunge.

Tabelle 2 Verlauf von $AaDO_2$, Q_s/Q_t EvlW bei einem 38-jährigen Patienten mit ARDS bei Pneumonie

	ECCO₂-R + LFPPV									
	5. 11.	6. 11.	7. 11.	8. 11.	9. 11.	10. 11.	11. 11.	12. 11.	13. 11.	14. 11.
$AaDO_2$	576	580	385	120	178,1	145,3	202	227,2	140	136,9
Q_s/Q_t	52%	63%	25%	5%	18,3%	13,9%	18,2%	19,0%	7,6%	8%
EVLW		1,72		1,40	1,40	1,41	1,27	1,07	0,86	0,714
PEEP	17	28	32	32	32	30	25	20	15	15
Thrombozyten	112 000	44 000	82 000	66 000	53 000	22 500	28 000	20 000	17 000	31 000

Die absolute Ruhigstellung des erkrankten Organs, ein bewährtes Prinzip ärztlicher Therapie, sowie die bessere Durchblutung und verbesserte Sauerstoffversorgung des Organs hat unseres Erachtens bei dieser Therapie eine überragende Bedeutung. So konnten wir bei unseren Patienten nicht nur eine Normalisierung, sondern eine deutliche Erhöhung der SVO_2 erreichen.

Mit zunehmender Erfahrung ist die Anwendung der extrakorporalen CO_2-Elimination und LFPPV sicher und leichter geworden. Die Blutung, als wesentliche Komplikation bei unseren ersten Patienten, ist jetzt durch engmaschige Kontrollen und größere Erfahrung beherrscht.

Ein Erfolg der Behandlung ist jedoch nur dann zu erwarten, wenn sie vor der Entwicklung irreversibler Lungenschäden (Fibrose, Abszess, Empyem, große Fisteln etc.) möglichst frühzeitig einsetzt. Hier stimmen wir mit Falke überein, obwohl wir (Tab. 3) die Indikation nicht so eng setzen wie Falke und schon bei höheren PaO_2 <70 und unabhängig von der Compliance eine Indikation zur $ECCO_2$-R + LFPPV sehen.

Zusammenfassung

Es wird über 10 Patienten mit schwerem ARDS berichtet, die nach mehrtägiger konventioneller erfolgloser Respiratortherapie mit der $ECCO_2$-R und LFPPV behandelt wurden. Von 10 Patienten konnten 5 geheilt entlassen werden. 7 Patienten waren Responder, davon verstarben 2 an ihrer Grundkrankheit. 3 Patienten waren Nonresponder. Unseres Erachtens stellt diese Methode bei kritischer Anwendung eine echte Alternative zur konventionellen Respiratortherapie dar. Die Letalität sollte bei ausgewählter Indikation und frühem Einsatz noch weiter gesenkt werden können, da die Komplikationen (Blutung und Sepsis) bei entsprechender Erfahrung vermeidbar und beherrschbar sind.

Literatur

[1] Herzog, H., A. Perruchod: ARDS – Akutes Atemnotsyndrom des Erwachsenen. Prax. klin. Pneumol. **38** (1984) 339–347.

[2] Zapol, W. M., M. T. Snider, J. D. Hill, et. al.: Extracorporeal membrane oxigenation in severe acute respiratory failure: A randomized prospective study Jama **242** (1979) 2193–2196.

[3] Suter, M.: Behandlung der subakuten Phase des ARDS (Tage–Wochen). 1. Steglitzer Symposium 24.–26. 10. 1985 „Organfunktion und Stoffwechsel in der perioperativen Phase". In: Anaesthesiologie und Intensivmedizin Bd. **180** (Hrsg.: K. Reinhart, K. Eyrich) Springer, Berlin. Heidelberg. New York 1985.

[4] Gattinoni, L., A. Agostini, A. Pesenti, et al.: Treatment of acute respiratory failure with low frequency positive-pressure ventilation and extracorporeal removal of CO_2. Lancet **9** (1980) 292.

[5] Gattinoni, L., A. Pesenti, R. Marcolin, et. al.: Extracorporeal CO_2-removal, Symposium in Münster „Maschinelle Beatmung gestern-heute-morgen". In: Intensivmedizin Notfallmedizin Anästhesiologie Bd. **48** (Hrsg.: P. Lawin, K. Peter, R. Scherer) Thieme, Stuttgart. New York.

[6] Falke, K., H. D. Schulte: Extrakorporale CO_2-Elimination mit niedrigfrequenter Beatmung zur Behandlung des schweren akuten Lungenversagens. Dtsch. med. Wschr. **110** (1985) 663.

[7] Pesenti, A., T. Kolobow, A. Riboni, et al.: Single vein cannulation for extracorporeal respiratory support. Life Support System Suppl. Proc. 9 th Meeting Europ. Soc. artifical organs (Bruxelles 1982) 165.

[8] Lewis, F. R., B. Virgil, Ph. D. Elings: Bedside measurement of lung water. J. Surg. Res. **27** (1970) 250.

[9] Kolobow, T.; A. Pesenti, M. E. Solca, et al.: A new approach to the prevention and treatment of acute pulmonary insufficiency. Intern. J. artific. Org. **3** (1980) 86.

[10] Schuster, H. P., M. Neher, H. Schönborn, Akutes Nieren- und Lungenversagen bei diffuser Peritonitis und hämorrhagisch-nekrotisierender Pankreatitis. Dtsch. med. Wschr. (1980) **105** 82.

[11] Benzer, H.: Bedarfsadaptierte Beatmungskonzepte ZAK 13.–17. 9., Zürich Anästhesist Suppl. **32** (1983) 82.

Morphologische Veränderungen bei obstruktiven Atemwegserkrankungen*

K. Morgenroth

Einleitung

Die Erhöhung des Strömungswiderstandes in den Luftwegen bildet die pathophysiologische Grundlage für die Definition der „obstruktiven Lungenerkrankung" [1]. Dieser Begriff umfaßt alle Veränderungen des Bronchialsystems und ihre sekundären Folgen an der Alveolarstruktur. Das pathologisch-anatomische Substrat für die bronchiale Obstruktion bildet die Bronchitis. Die morphologischen Phänomene der Entzündung in ihrer Form und Ausbreitung sind die Kriterien für das Verständnis der formal pathogenetischen Prinzipien nach denen die Erkrankung abläuft.

Die Einengung des Bronchialsystems wird durch drei Teilkomponenten hervorgerufen, die in unterschiedlichem Maße einer systematischen morphologischen Bewertung zugänglich sind:

1. Die exsudativen und proliferativen entzündlichen Reaktionen in der Bronchialwand
2. Die Umstellung der Mechanismen der bronchialen Reinigung
3. Änderung des Tonus der Bronchialwandmuskulatur.

Dabei ist festzuhalten, daß die Kontraktion der Bronchialmuskulatur mit den morphologischen Methoden nicht bewertet werden kann.

Kein anderer Organabschnitt unseres Organismus ist so direkt und kontinuierlich den Umwelteinflüssen ausgesetzt, wie das Bronchialsystem. Seine Funktion kann nur aufrecht erhalten werden, wenn ständig wirksame Abwehrmechanismen gegen diese Umwelteinflüsse unterhalten werden. Die Abwehrreaktionen umfassen:

1. Die bronchialen Reinigungsmechanismen
2. Humorale Immunmechanismen
3. Zellgebundene Immunreaktionen

Die Reinigungsmechanismen des Bronchialsystems funktionieren in einem System, in dem verschiedene Komponenten in einem abgewogenen System aufeinan-

* Mit Unterstützung der Deutschen Forschungsgemeinschaft.

der abgestimmt sind. Sie umfassen die Bereitstellung des Sekretes, das im Oberflächenepithel und in den peribronchialen Drüsen gebildet wird und die Mechanismen des Sekrettransportes, die einen kontinuierlich von innen nach außen gerichteten Sekretstrom gewährleisten. Die viskoelastischen Eigenschaften des Sekretes bestimmen die Fließeigenschaften. Die Klebrigkeit des Sekretes ermöglicht, daß an der Bronchialwand sedimentierte Partikel aus der Atemluft haften bleiben und nach außen abtransportiert werden können [2].

Der Mukus ist über der Bronchialschleimhaut in zwei streng getrennten Schichten angeordnet, durch die die Effektivität des Sekrettransportes gewährleistet wird. Eine dünnflüssige Solphase umgibt die Zilien, über der die visköse Gelphase angeordnet ist. Die Solphase ist dabei so eingestellt, daß nur die Spitzen der Zilien von unten in die Gelphase eintauchen. Die Höhe der Solphase und die Trennung der beiden Mukusschichten wird wesentlich durch einen aus dem Alveolarsystem stammenden Surfactantanteil in der Solphase bestimmt.

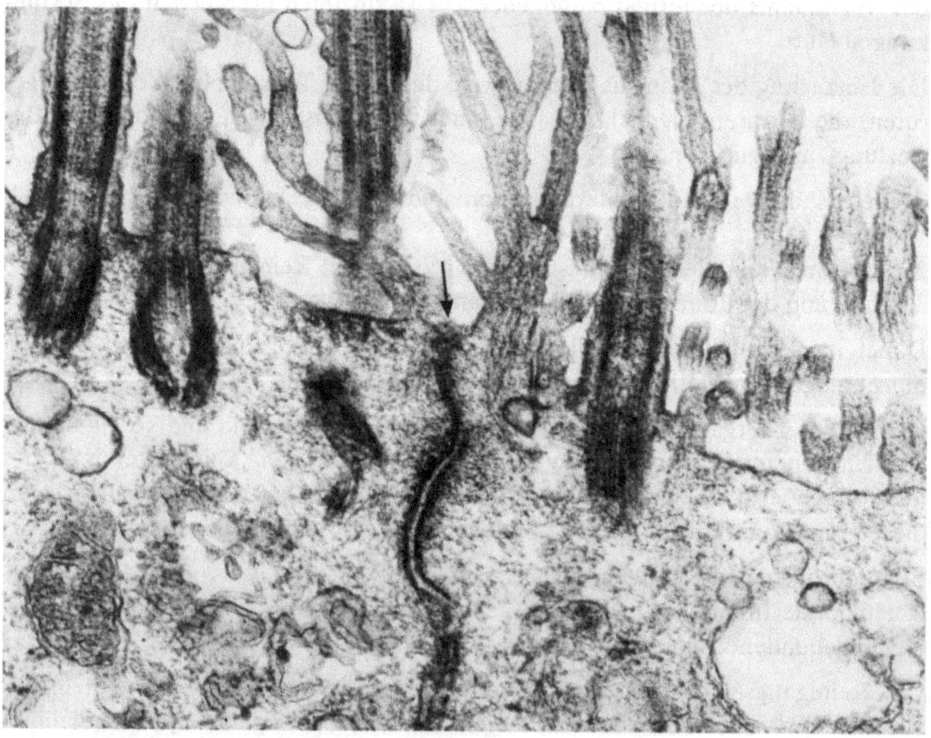

Abb. 1 Oberflächliche Anteile des Bronchialepithels mit Anschnitten der Zilien und Mikrovilli. Zwischen zwei benachbarten Zilienzellen Zonula occludens oder tight junction (Pfeil). Transmissionselektronenmikroskopische Aufnahme: 23000 ×

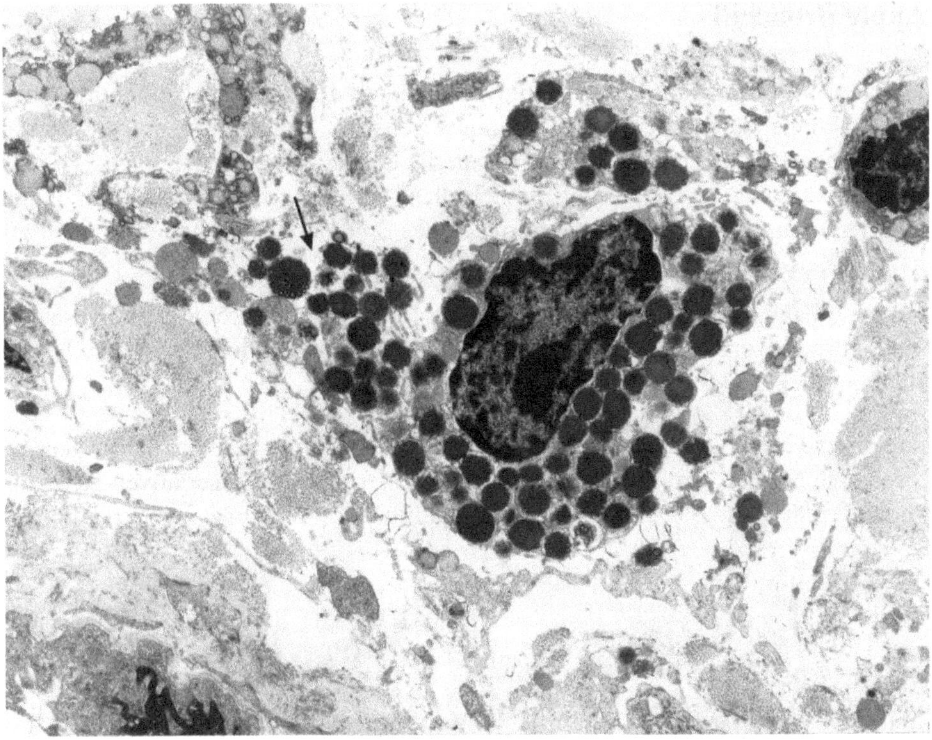

Abb. 2 Mastzelle in der subepithelialen Bindegewebszone mit Freisetzung der Mastzellgranula, die die Mediatoren enthalten (Pfeil).
Transmissionselektronenmikroskopische Aufnahme: 6200 ×

Bronchitis

Eine Vielzahl exogener und endogener Noxen können je nach Intensität und Dauer das Angehen einer Infektion an der Brochialschleimhaut begünstigen oder die einzelnen Strukturelemente der Bronchialschleimhaut direkt nachhaltig schädigen und eine Entzündungsreaktion auslösen [3].

Die akute und chronische Bronchitis läuft nach einem gemeinsamen formal pathogenetischen Prinzip ab, bei dem die primäre Bindegewebsreaktion mit einer ausgeprägten Veränderung der epithelialen Strukturelemente der Bronchialschleimhaut einhergeht. Während bei der akuten Form der Entzündung eine Abheilung im exsudativen Stadium der Entzündungsreaktion erfolgt, ist bei der chronischen Form ein protrahierter Verlauf zu beobachten, bei dem die proliferativen Bindegewebsreaktionen in den Vordergrund treten.

Akute Bronchitis

Die die Entzündung auslösenden, in der Regel mit der Atemluft aufgenommenen Noxen können die subepitheliale Bindegewebszone durch Diffusion durch das Oberflächenepithel erreichen. Experimentelle Untersuchungen haben gezeigt, daß die Kontaktzonen zwischen den Epithelzellen, vor allem die Zonolae occludentes oder tight junktions für die Durchlässigkeit des Epithels eine besondere Bedeutung haben [4, 5] (Abb. 1).

Exogene Faktoren, wie die Bestandteile des Tabakrauches, können die Durchlässigkeit dieser Kontaktzonen steigern und damit die Entwicklung der entzündlichen Reaktion begünstigen.

Die in die subepitheliale Bindegewebszone gelangten schädigenden Agenzien lösen eine Mediatorfreisetzung aus, die für den Ablauf der exsudativen Reaktion verantwortlich ist. Sie beginnt als katarrhalische Entzündung mit Schleimhaut-

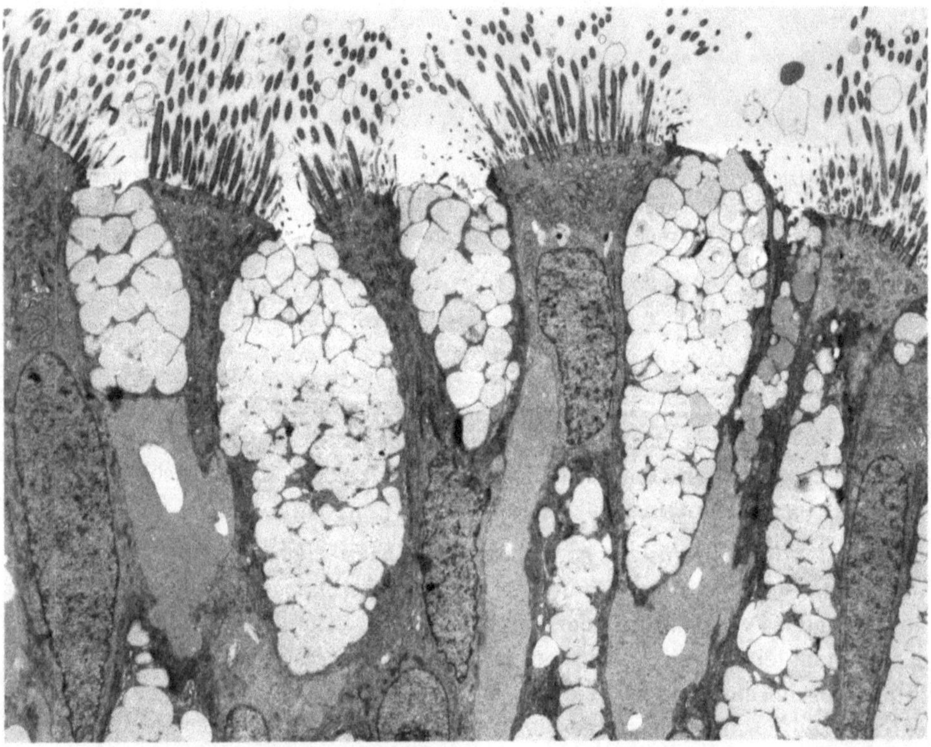

Abb. 3 Hyperkrinie. Am Oberflächenepithel relative Vermehrung der Becherzellen. Alle Becherzellen in gleichem Stadium der Sekretproduktion.
Transmissionselektronenmikroskopische Aufnahme: 19 000 ×

schwellung und Hyperämie als Ausdruck einer Zirkulationsstörung. Viele Befunde sprechen dafür, daß die besondere Reagibilität der Bronchialschleimhaut durch die Mastzellen bestimmt wird (Abb. 2). Sie liegen relativ gleichmäßig verteilt überwiegend im perivaskulären Bindegewebe, vereinzelt in den Interzellularspalten des Oberflächenepithels und frei im Bronchiallumen.

Durch die Entzündungsmediatoren ausgelöst bildet sich eine Änderung der Sekretproduktion in der Bronchialschleimhaut im Oberflächenepithel und in den peribronchialen Drüsen, die sich in einer gesteigerten Sekretbildung, einer Hyperkrinie und einer Änderung der Sekretzusammensetzung, einer Dyskrinie, äußert. Es besteht am Oberflächenepithel und an den sekretbildenden Zellen der peribronchialen Drüsen eine ausgeprägte Aktivierung, die sich in einer scheinbaren Vermehrung der Becherzellen ausdrückt (Abb. 3). Die unter normalen Bedingungen in den einzelnen Zellen synchron hintereinander ablaufende Sekretbildung erfolgt jetzt rhythmisch, in vielen Becherzellen gleichzeitig und führt zu einer vermehrten Bildung zähflüssiger Sekretanteile, die über die ziliäre Aktivität des Epithels nicht kontinuierlich abtransportiert werden kann.

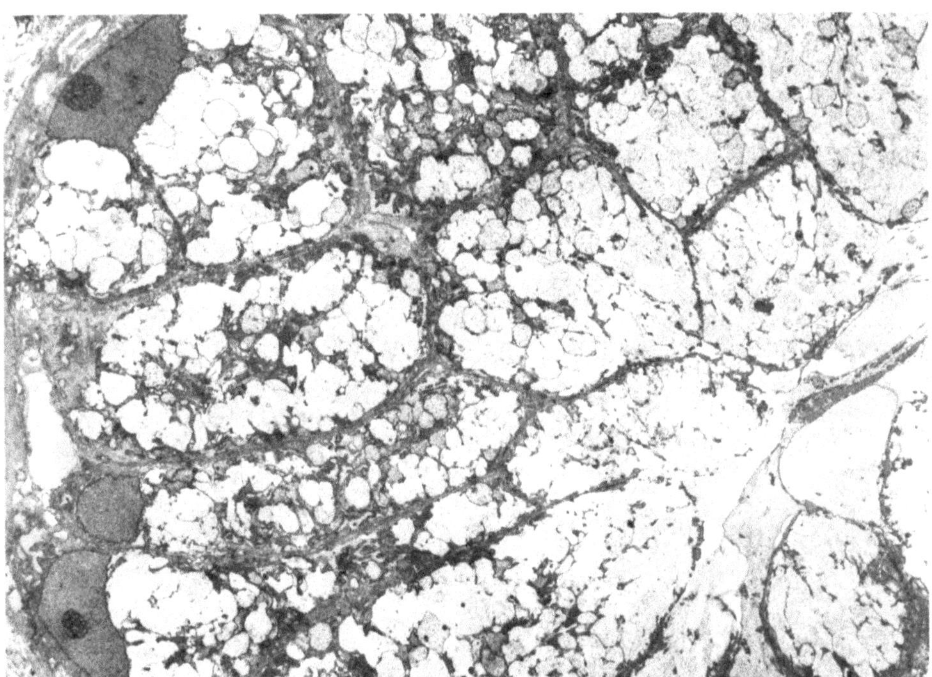

Abb. 4 Hyperkrinie und Dyskrinie an einer peribronchialen Drüse. Muköse Transformation des Drüsenepithels. Es wird nur noch muköser, hochvisköser Sekretanteil gebildet. Reduktion der serösen Epithelzellen.
Transmissionselektronenmikroskopische Aufnahme: 2500 ×

Eine Einwanderung von Granulozyten in die subepitheliale Bindegewebszone und in die Bronchiallumina ist als Folge einer bakteriellen Infektion zu werten. Je nach Aggressivität des auslösenden Agens können breite Nekrosen der Schleimhaut entstehen. Die Schleimhautulzerationen werden von Fibrinabscheidungen auf der Oberfläche begleitet. Es bildet sich eine nekrotisierende und pseudomembranöse Bronchitis.

Diese Form der entzündlichen Reaktion kann in allen Stadien mit Restitutio ad integrum abheilen. Eine Reepitheliasierung kann aus Resten der Basalzellen erfolgen, die in Inseln auch bei größeren Nekrosen erhalten bleiben. Die Reparation des Epithels ist durch die hohe Regenerationsfähigkeit des Bronchialepithels über weite Strecken möglich.

Chronische Bronchitis

Bei einem protrahierten, chronischen Verlauf der Reaktion wird das histomorphologische Bild der Veränderungen durch Umbauvorgänge an der Bronchialwand bestimmt. Die Änderung der Sekretproduktion in Form einer Dyskrinie und Hyperkrinie besteht in der Regel am Anfang der Entwicklung des chronisch-protrahierten Verlaufes. Im Oberflächenepithel und in den peribronchialen Drü-

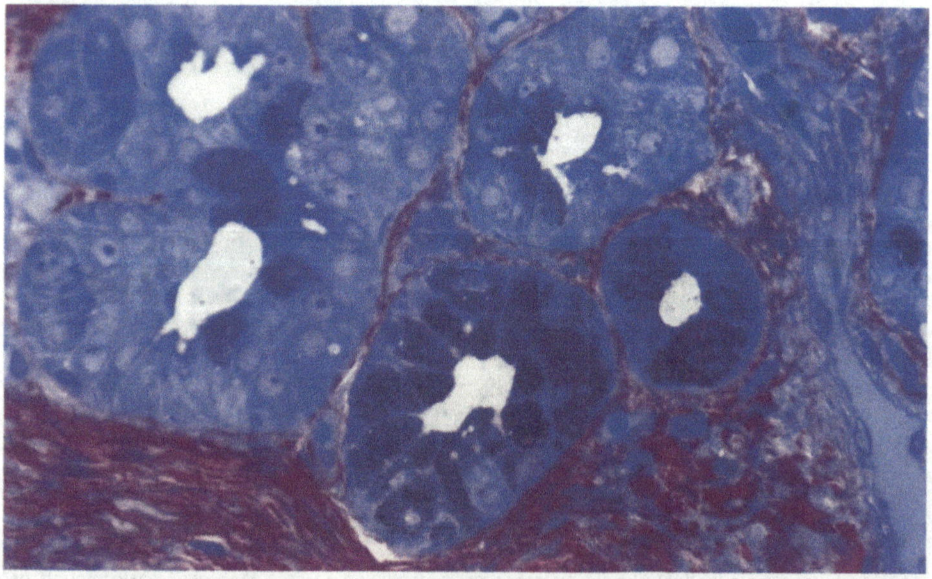

Abb. 5 Subepitheliale Fibrose. Neben den Anschnitten von Acini einer peribronchialen Drüse breite, grobe Kollagenfaserzüge. Lichtmikroskopische Aufnahme; Semidünnschnitt; Färbung: Basisches Fuchsin und Methylinblau. 480 ×

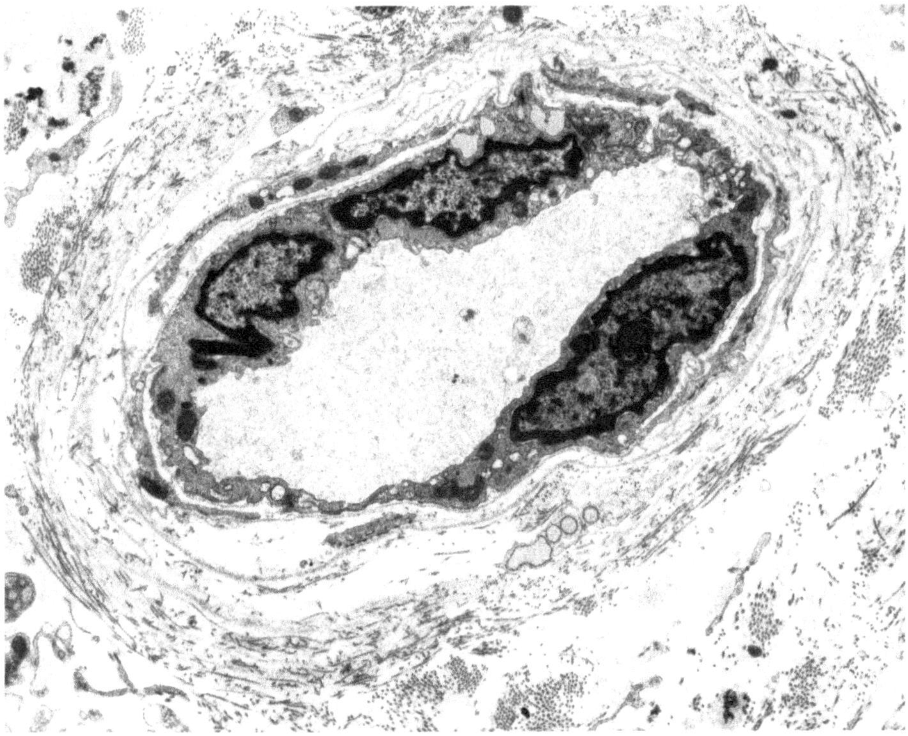

Abb. 6 Perivaskuläre Fibrose in fortgeschrittenem Stadium der obstruktiven Lungenerkrankung. Um das Gefäß jahresringähnliche Schichtung von Basallamellen und Kollagenfaserstruktur. Transmissionselektronenmikroskopische Aufnahme: 6500 ×

sen wird hochvisköses Sekret gebildet. Es ist im Oberflächenepithel eine große Zahl hochaktiver Becherzellen nachweisbar. Es entwickelt sich an den peribronchialen Drüsen eine muköse Transformation (Abb. 4). Es sind nur noch Epithelzellen nachweisbar, die für die Bildung muköser Sekretanteile verantwortlich sind. Die sonst in einem abgewogenen Verhältnis vorhandenen serösen Anteile werden zurückgebildet.

Die viskösen Sekretkomplexe können in den Ausführungsgängen der peribronchialen Drüsen retiniert werden. Ein kontinuierlicher Sekrettransport ist durch die Zähigkeit des Sekretes behindert. Die zellulär entzündliche Reaktion in der subepithelialen Bindegewebszone ist in den einzelnen Fällen sehr unterschiedlich ausgeprägt und in der Regel nur gering ausgebildet. Leukozytäre Infiltrate markieren akute Schübe des protrahierten Krankheitsverlaufes, in dem durch bakterielle Infektionen akute Komplikationen auftreten können.

Neben der Änderung der Sekretbildung entwickelt sich ein Umbau in der subepithelialen Bindegewebszone. Es ist eine unmittelbar unter dem Epithel besonders

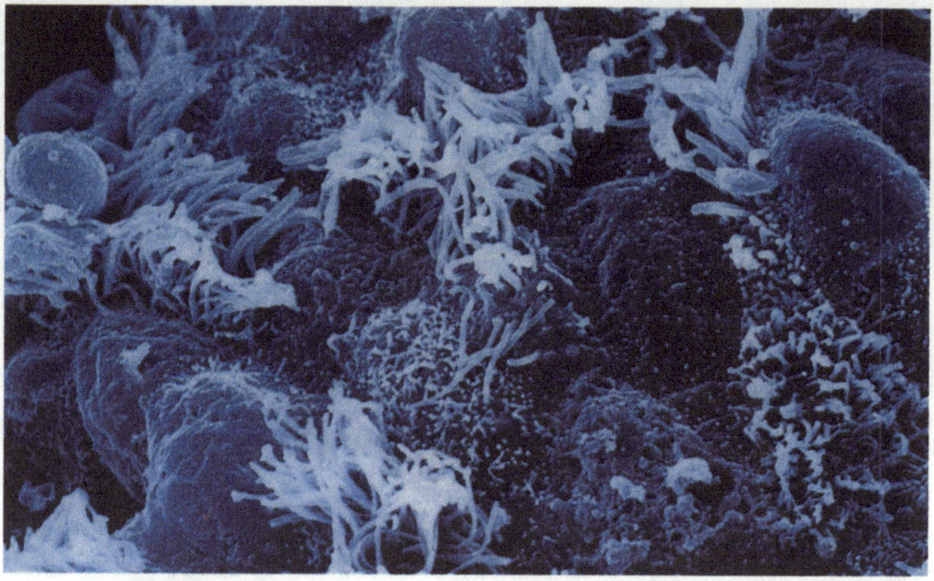

Abb. 7 Partieller Zilienverlust am Oberflächenepithel. Einzelne Zilienzellen mit büschelförmig angeordneten Zilienresten. Daneben zilienfreie Areale.
Rasterelektronenmikroskopische Aufnahme: 2000 ×

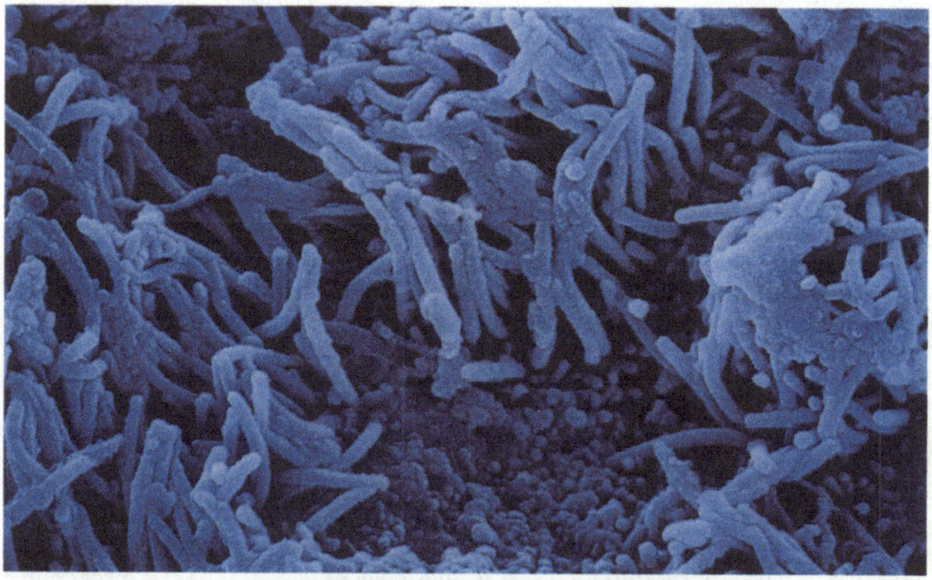

Abb. 8 Schwerer Zilienschaden. Die einzelnen Zilien zerfallen zu Fragmenten. Auf der Zelloberfläche stummelförmige Zilienreste.
Rasterelektronenmikroskopische Aufnahme: 3500 ×

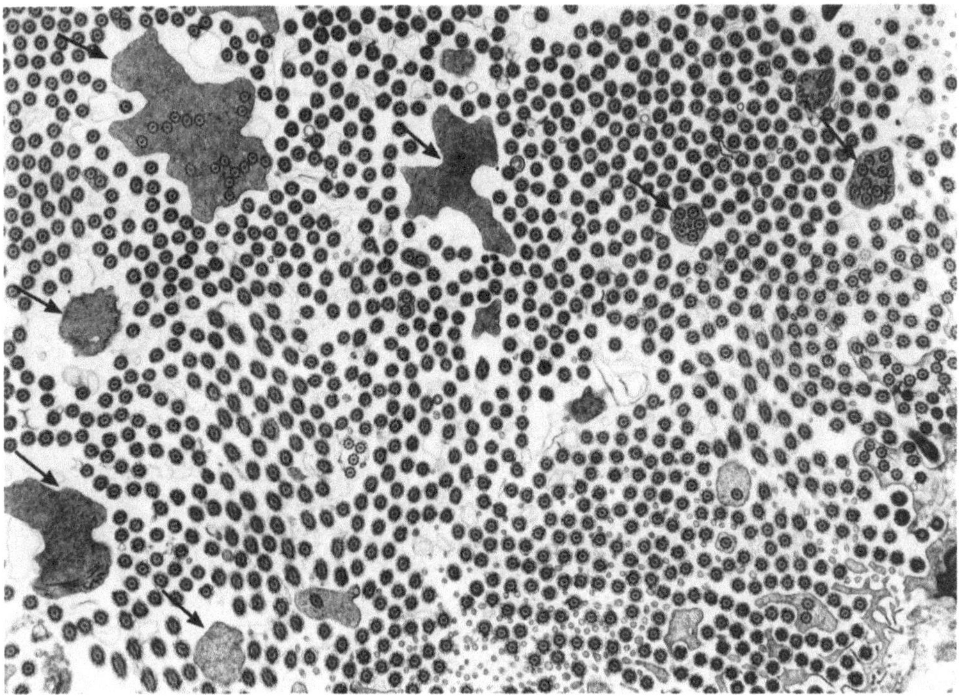

Abb. 9 Bildung von Compoundzilien (Pfeile). Es entstehen grobe Zilienkomplexe. Von einer Membran umgebene Strukturen mit einer großen Anzahl unregelmäßiger Tubulusstrukturen. Daneben normal gestaltete Zilien mit regelmäßig angeordneten Tubuli. Transmissionselektronenmikroskopische Aufnahme: 6500 ×

stark ausgebildete Fibrosierung festzustellen. Besonders das Kapillarbett der Bronchialwand ist von der zunehmenden Fibrosierung betroffen (Abb. 5). Es entstehen um die Gefäße jahresringähnlich geschichtete Fibrosezonen. Es läßt sich aus dieser Fibrosierung ableiten, daß die Diffusionsvorgänge zwischen dem Kapillarnetz und den epithelialen Anteilen der Bronchialwand nicht mehr ordnungsgemäß ablaufen können (Abb. 6).

Der Umbau der Bronchialschleimhaut dokumentiert sich neben der Fibrose in der subepithelialen Bindegewebszone vor allem in einem Umbau des Bronchialepithels. Er zeigt sich zunächst in einer ausgeprägten Veränderung des Ziliarapparates. Über weite Strecken des Oberflächenepithels geht der Zilienbesatz verloren (Abb. 7). Die Membranen der Zilien können durch exogene Noxen direkt geschädigt werden. Unregelmäßige blasige Auftreibungen der Zilienmembranen können beobachtet werden. Die Zilien zerfallen zu Fragmenten (Abb. 8). Als Reste der Oberflächenstruktur sind in den zilienfreien Zonen nur noch die Mikrovilli auf der Epitheloberfläche erhalten (Abb. 9).

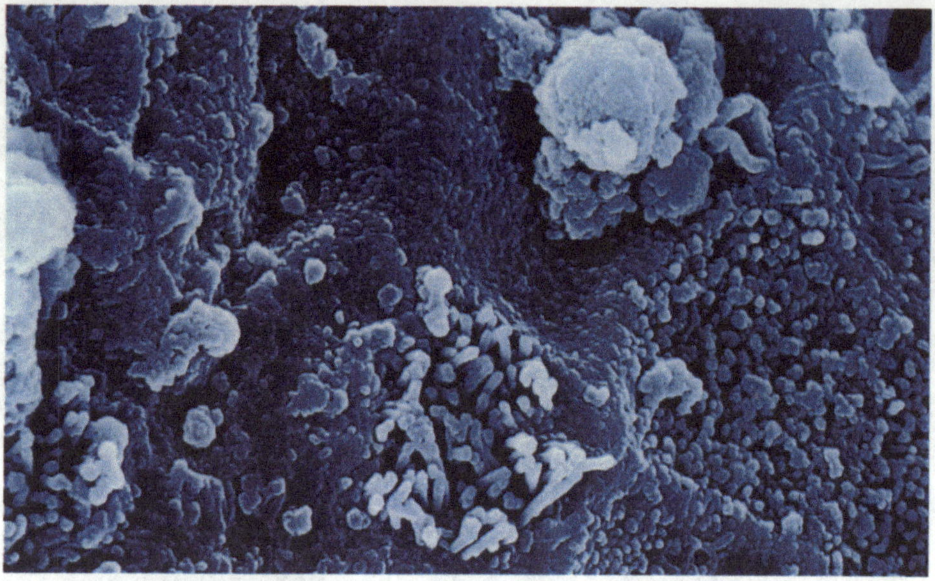

Abb. 10 Weitgehender Umbau des Bronchialepithels. Großflächiger Verlust der Zilien. Auf der Epitheloberfläche Reste der Mikrovillistruktur.
Rasterelektronenmikroskopische Aufnahme: 2600 ×

Bei der Reparation des Oberflächenepithels sind häufig fehlerhafte Differenzierungen der Zilien mit Bildung sogenannter Compound-Zilien zu beobachten (Abb. 10). Es entstehen unregelmäßig ausgebildete Zilienkomplexe, in denen viele tubuläre Strukturen der Tubuli zu größeren groben Zellauftreibungen zusammengeschlossen sind. Diese Zilien können einen ordnungsgemäßen Schlag nicht ausführen.

Als Endergebnis der Umbauvorgänge ist die Plattenepithelmetaplasie des respiratorischen Epithels anzusehen (Abb. 11). Die typische Gliederung der hochdifferenzierten Zellen mit einer aufeinander abgestimmten spezialisierten Zell-Leistung geht verloren. Die Zellen strecken sich. Das in den apikalen Epithelanteilen ausgebildete System der Zellkontakte geht verloren. Nur die in den tiefen Epithelschichten ausgebildeten Desmosomen bleiben erhalten. Die typischen intrazytoplasmatischen Strukturelemente werden nicht mehr ausgebildet (Abb. 12).

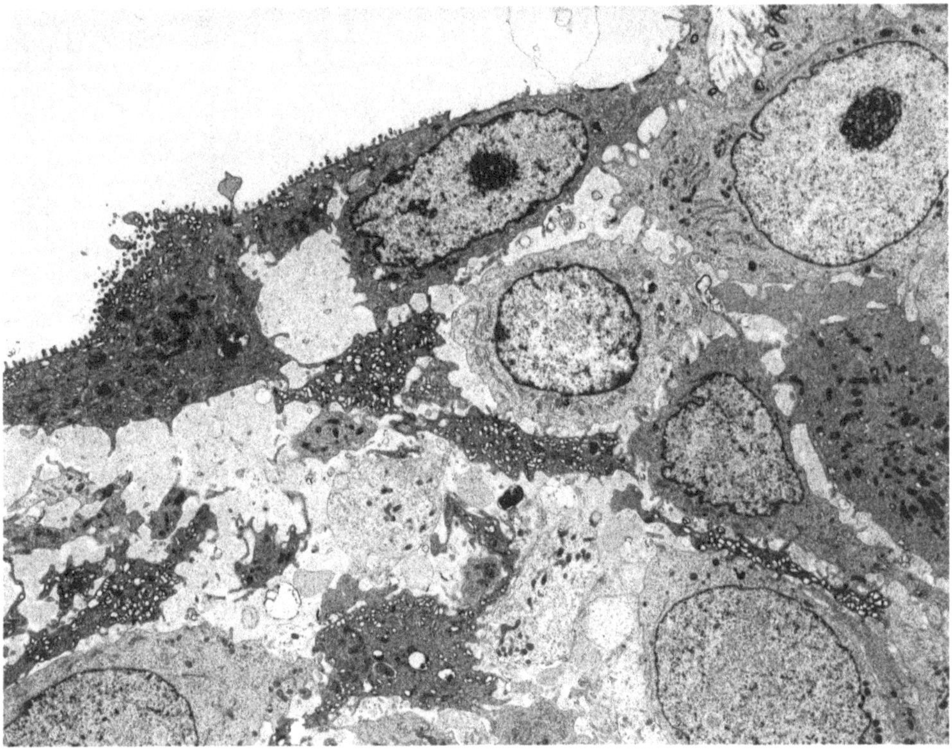

Abb. 11 Plattenepithelmetaplasie. Verlust der spezialisierten zytoplasmatischen Differenzierung der Bronchialepithelzellen. Streckung der Epithelzellen in den oberen Epithelschichten. Weite Interzellularspalten.
Transmissionselektronenmikroskopische Aufnahme: 3200 ×

Schlußfolgerung

Aus den morphologischen Befunden an der Bronchialschleimhaut bei der obstruktiven Lungenerkrankung wird deutlich, daß neben der Umstellung des Muskeltonus die Änderung der sekretorischen Leistung und die Umbauvorgänge an der Bronchialschleimhaut wesentliche Teilkomponenten für die Erhöhung des Strömungswiderstandes im Bronchialsystem bestimmen. Neben den exsudativen und proliferativen Entzündungsreaktionen tragen die Änderung der sekretorischen Leistung der Bronchialschleimhaut und die Schädigung des Ziliarapparates den formal-pathogenetischen Ablauf. Die einzelnen hier im Ablauf dargestellten Komponenten können im Einzelfall in unterschiedlichem Maße ausgeprägt sein und die Funktionseinschränkung prägen. Aufgabe der gezielten klinischen und pathohistologischen Diagnostik sollte es sein, diese einzelnen Komponenten im konkreten Fall zu definieren, um eine gezielte therapeutische Beeinflussung zu ermöglichen.

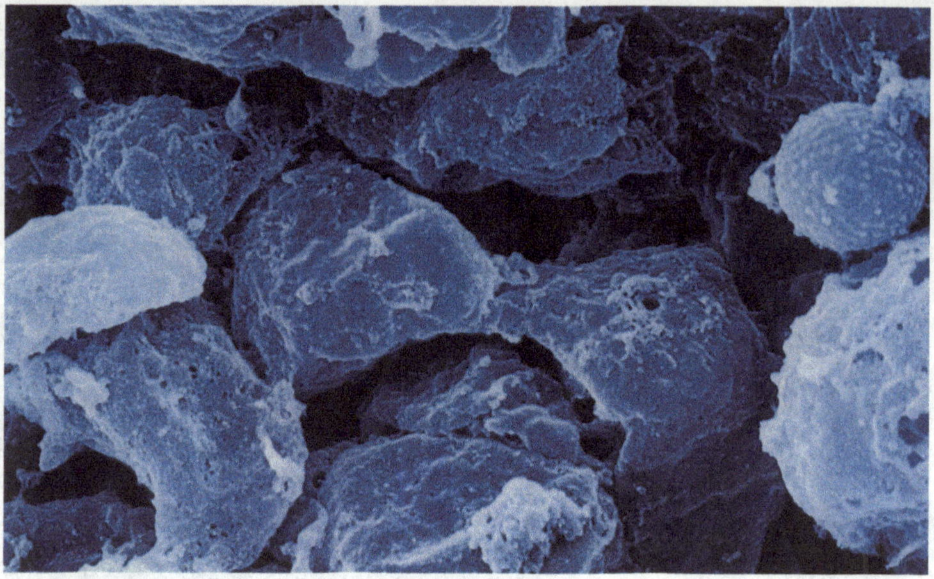

Abb. 12 Oberflächenstruktur der Plattenepithelmetaplasie des Bronchialepithels. Gestreckte Epithelzellen. Einblick in die weiten Interzellularspalten.
Rasterelektronenmikroskopische Aufnahme: 2800 ×

Literatur

[1] Hartung W.: Pathologische Anatomie der Bronchitis und Bronchiektasie des Lungenemphysems und der Atelektase. In: Handb. der inneren Medizin (W. T. Ulmer ed.): Springer, Berlin–Heidelberg–New York 1979.

[2] Reifenrath D.: Funktionelle Überlegungen zu Sekreteigenschaften der kleinen Atemwege. In: Mukustransport (H. Rensch ed.) Dustri Verlag, München-Deisenhofen 1980.

[3] Morgenroth K.: Morphological alterations to the bronchial mucosa in high-dosage longterm exposure to sulfor dioxide. Respiration **39** (1980) 39–48.

[4] Nadel, J. A., B. Davis, R. J. Phipps Control of mucus secretion and ion transport in airways. Am. Rev. Physiol. **41** (1979) 369–381.

[5] Hogg J. C., P. D. Pore, R. C. Boncher, et al.: Pathophysiology of airways obstruction in a primate model of asthma. In: Mechanism of airways obstruction in human respiratory disease (de Kock M. A., J. A. Nadel, G. N. Lewis eds.) Balkema, Cape Town, 1979.

Die Auswirkungen der akuten Bronchialobstruktion auf Lunge und kleinen Kreislauf

H. Herzog

Einleitung

Die Antwort des komplexen bronchopulmonalen Systems auf ein- und denselben schädlichen Reiz (Allergene, chemisch-physikalische irritierende Faktoren, Infektionen) und die dadurch ausgelöste Vielzahl von Mediatoren sowie die Aktivierung von Nerven des parasympathischen Systems fällt entsprechend der verschiedenen Reaktionsbereitschaft der Einzelkomponenten des Atmungsapparates wie der glatten Muskulatur, der Kapillaren der Bronchialwand, der Schleimdrüsen, des Flimmerepithels, des alveolären Surfactants sowie der alveolären Makrophagen und polynukleären Leukozyten sehr uneinheitlich aus und erzeugt von Mensch zu Mensch durchaus verschiedene Krankheitsbilder.

Die Krankheitsbilder des obstruktiven Syndroms

Erregt zum Beispiel eine Noxe vor allem einen Spasmus der glatten Muskulatur oder ein Oedem der Schleimhaut der Atemwege, so entsteht das klinische Bild eines Asthmas (Abb. 1). Bewirkt die gleiche Noxe bei einem anderen Menschen vor allem eine Aktivierung der Schleimdrüsen mit mukoider Hypersekretion, so ist das Resultat eine einfache, nicht obstruktive chronische Bronchitis der großen Atemwege. Erfolgt die Aktivierung obstruktiver Mechanismen, d. h. Hypersekretion, Dyskrinie, Muskelspasmus und Schleimhautoedem jedoch im Bereich der kleinen peripheren Bronchien, deren Kaliber durch diese Prozesse allgemein kleiner wird, so ist eine chronisch-rezidivierende obstruktive Bronchitis die Folge. Aktiviert die Noxe andererseits vor allem die Bildung von Proteasen, insbesondere von Elastase in Makrophagen und polynukleären Leukozyten des Alveolarraumes, so leidet die Retraktionskraft des Lungengewebes und werden Surfactant und Alveolarwände teilweise zerstört. Das Ergebnis ist in diesem Falle ein Lungenemphysem. Es ist leicht einzusehen, daß kaum je eine Noxe nur einen der geschilderten pathogenetischen Mechanismen selektiv auslöst; in den allermeisten Fällen

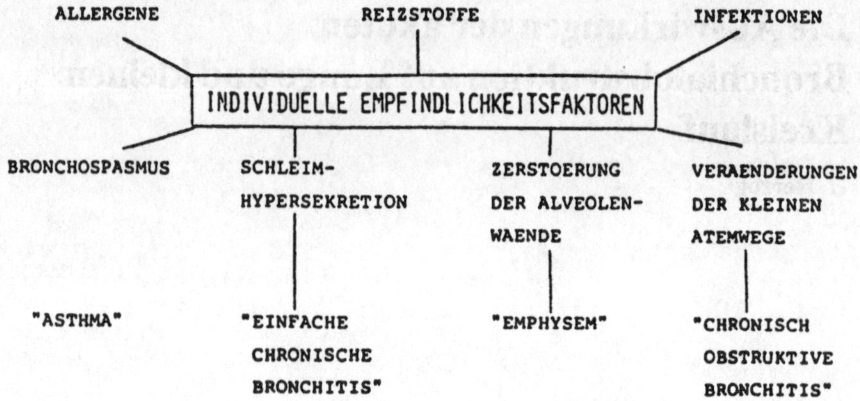

Abb. 1 Entstehung verschiedener Variationen der Atemwegsobstruktion unter der Einwirkung von Noxen aufgrund individueller Empfindlichkeitsfaktoren, s. Text [3].

werden alle miteinander in Gang gesetzt. In der Regel gewinnt jedoch einer der Mechanismen die Oberhand und bestimmt dann den Charakter des Krankheitsbildes.

– Der Einfluß der bronchialen Hyperreaktivität

Der Grad der bronchialen Hyperreaktivität bestimmt außerdem als genetisch determinierte oder sekundär erworbene Eigenschaft der Atemwege den zeitlichen Ablauf und das klinische Bild aller Krankheitsformen des obstruktiven Syndroms. Stark hyperreaktive Atemwege sind sicher ein Hauptfaktor bei der Pathogenese des Asthmas, kommen aber auch bei der chronischen Bronchitis und schließlich auch im Rahmen des Lungenemphysems vor (Abb. 2). Akute Atemwegsobstruktion durch Bronchospasmus, Schleimhautoedem oder Sekretverstopfung der Bronchien ist damit nicht auf das Asthma beschränkt, sondern zeigt sich in Form von obstruktiven Krisen auch bei anderen, mehr chronischen Spielarten des obstruktiven Syndroms und nicht selten auch als Komplikation oder Zusatzkrankheit bei restriktiven Lungenveränderungen. Das bedeutet indessen, daß mit Ausnahme akuter Asthmakrisen bei sonst gesunden jungen Patienten die Pathophysiologie und das klinische Bild durch zahlreiche vorbestehende Atemwegs- und Lungenveränderungen wesentlich mitbestimmt wird.

– Die physiologische Verteilung des Strömungswiderstandes über die Atemwege

Unter der Bedingung der ruhigen, nicht forcierten Mundatmung sind 50–60% der Gesamtresistance durch den Larynx und durch die supra- und sublaryngealen extrathorakalen Atemwege bedingt (Abb. 3). Der Beitrag der Trachea, der Haupt-

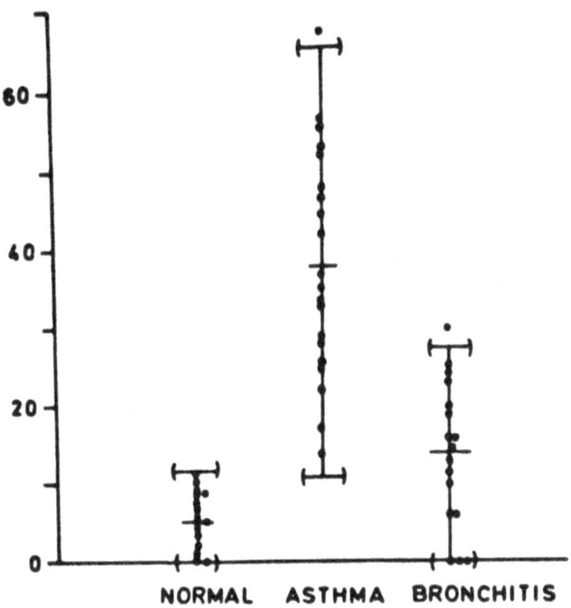

Abb. 2 Die Reaktion von Normalpersonen und von Patienten mit Asthma oder chronischer Bronchitis auf die Inhalation von 5 Atemzügen eines Aerosols einer 1,5%-igen Methacholinlösung. Dargestellt ist die Verkleinerung von FEV_1 nach Inhalation von Methacholin [7].

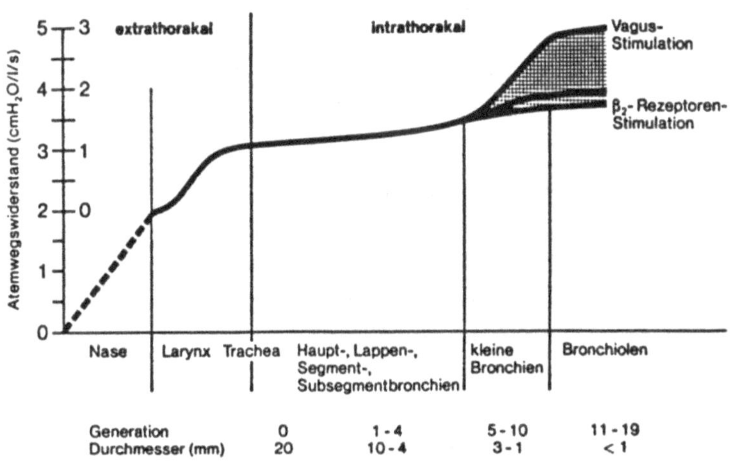

Abb. 3 Verteilung des aerodynamischen Strömungswiderstandes. Bei ruhiger Atmung durch Nase oder Mund erfolgt der größte Druckabfall in den extrathorakalen Atemwegen. Im Bereich der muskelkräftigen kleinen Bronchien wird die Resistance durch den Tonus der glatten Muskulatur erheblich beeinflußt. Die Zahlenwerte für cm H_2O/l/sec gelten für den Erwachsenen [2].

bronchien und der größeren Atemwege bis hinaus zu den Subsegmentbronchien am Atemwegswiderstand ist recht gering. Ebenso nimmt die Resistance beim Gesunden im Bereich der kleinen Atemwege und der Bronchiolen nur noch wenig zu, solange die glatte Muskulatur ihren Ruhetonus beibehält und solange die Schleimhautdicke und der Sekretbelag des Epithels im physiologischen Rahmen bleiben. Wiewohl diese peripheren Atemwege nur noch über einen Durchmesser von 1 mm oder weniger verfügen, bleibt der Zuwachs an Resistance sehr klein, weil die Verzweigungsrate in der äußersten Peripherie der Atemwege derart groß ist, daß ein vielfach größerer Gesamtquerschnitt resultiert, der das kleine Kaliber dieser Luftleiter voll kompensiert. Zudem ist die Längendimension des Bronchiolenabschnittes sehr gering, der Widerstand also auch aus diesem Grunde niedrig.

Im Falle der Zunahme des Muskeltonus der mit reichlich Muskulatur und einem dichten Kapillarnetz ausgestatteten kleinen Bronchien wie er bei der akuten asthmatischen Obstruktion auftritt, nimmt in diesem peripheren Bereich der Atemwege die Resistance jedoch um ein Vielfaches zu. Hier liegt sicher eine der Hauptquellen des erhöhten Strömungswiderstandes beim Asthmaanfall.

– Die Bedeutung einer Verdickung der Bronchialwand für die Wirkung eines Muskelspasmus auf das periphere Atemwegskaliber

Der Lumenverlust, welcher durch einen Bronchospasmus einer bestimmten Intensität erzeugt werden kann, wird durch eine vorbestehende Verdickung der Bronchialwand beträchtlich verstärkt (Abb. 4). Diese Situation liegt vor, wenn akuter Spasmus der glatten Muskulatur im Rahmen einer chronischen Bronchitis auftritt. Bei dieser Affektion ist die Wanddicke durch Schleimdrüsenhypertrophie und entzündliche Infiltrate vergrößert. Bei chronischem Asthma oder bei Asthma cardiale trifft der Bronchospasmus eher eine durch Oedem bzw. Muskelhypertrophie verdickte Wand der peripheren Atemwege.

– Mechanismen der Atemwegsobstruktion

a) Anatomische Verengerung des Bronchiallumens

Prinzipiell setzt sich jede Einengung der Atemwege zusammen aus den bereits erwähnten Faktoren des Spasmus der glatten Muskulatur, des Schleimhautoedems, der Dyskrinie und der Bremsung der ziliären Aktivität, woraus eine Verschlechterung der Transportleistung des Flimmerepithels, d. h. eine Herabsetzung der mukoziliären Clearance, je nach der Effizienz des Hustenstoßes eine Sekretstagnation resultiert (Abb. 5) Zusätzliche Schädigung des Surfactants, besonders durch inhalierten Zigarettenrauch, fördert die Bildung von Mikroatelektasen und bildet damit eine zusätzliche Ursache für die ungleichmäßige Ventilation des Lungenparenchyms im obstruktiven Anfall.

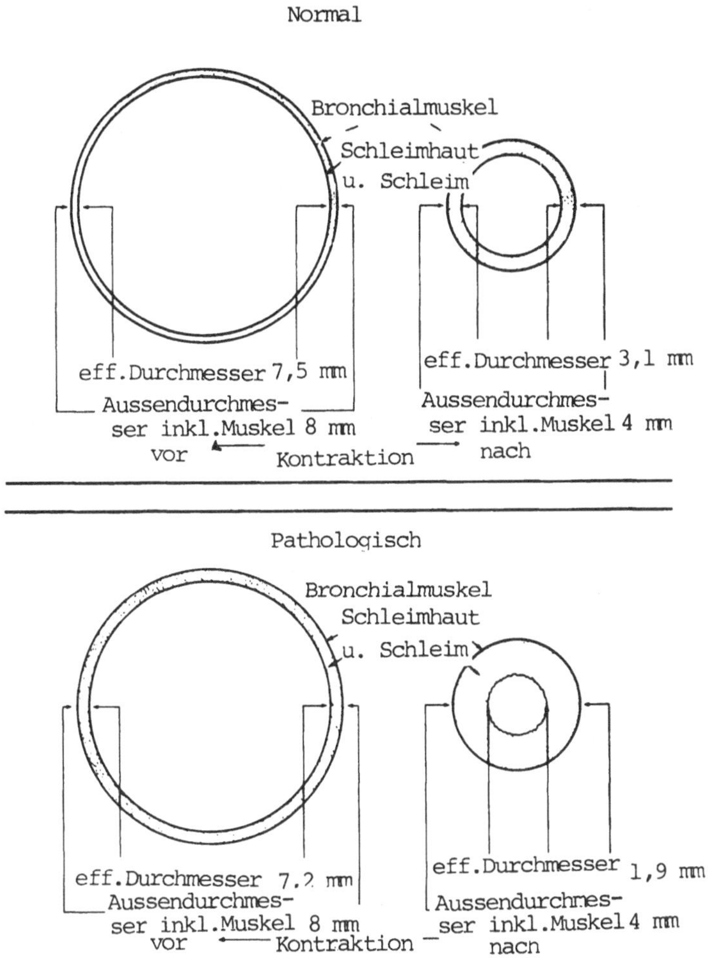

Abb. 4 Schematische Darstellung der Einschränkung des effektiven Bronchialdurchmessers, der durch einen gegebenen Spasmus der glatten Muskulatur unter normalen und pathologischen Bedingungen entsteht. Unter normalen Verhältnissen erzeugt eine Reduktion des Durchmessers der glatten Muskulatur von 8 mm auf 4 mm eine Verkleinerung der effektiven Lichtung des betreffenden Atemweges von 7,6 mm auf 3,1 mm. Unter pathologischen Bedingungen erzeugt die gleiche Reduktion des Durchmessers der glatten Muskulatur eine Verkleinerung des effektiven Atemweglumens von 7,2 mm auf 1,9 mm. Somit verkleinert der gleiche Grad von Spasmus der glatten Muskulatur den effektiven Atemwegsdurchmesser und steigert damit die Resistance weit stärker unter pathologischen als unter normalen Verhältnissen [1].

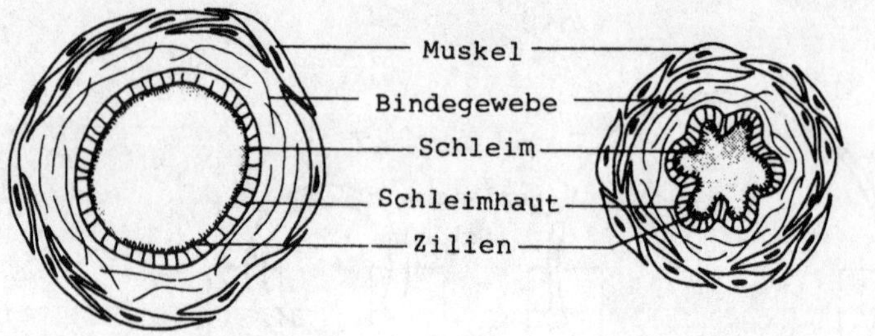

Abb. 5 Die Einzelkomponenten der Atemwegsobstruktion [16].

b) Funktionelle exspiratorische Atemswegsverengung durch Bronchial- und Bronchiolenkollaps

Bei vielfachem Rezidivieren der Atemwegsobstruktion kommt es zu Elastizitätsverlust der Bronchialwände und zur Abnahme der Retraktionskraft des Lungengewebes. Durch den Verlust der elastischen Bronchialwandspannung, vor allem der Hinterwand der großen Bronchien wird die Atemwegsresistance während der Ausatmung vermehrt abhängig vom thorakalen Druck und durch die Erschlaffung der Lungen stark abhängig vom Lungenvolumen. Neuere Untersuchungen haben indessen ergeben, daß eine Abnahme der Lungenspannung bzw. eine Zunahme der statischen Compliance auch bei akutem Asthma mit freiem Intervall kurzfristig entstehen kann (vgl. Abb. 15).

– Klinik und Pathophysiologie der akuten Atemwegsobstruktion

Atemfrequenz, dynamische Compliance, Resistance

Der erste Beginn einer akuten Atemwegsobstruktion ist charakterisiert durch eine Steigerung der Atemfrequenz, welche im Tierversuch bereits 30 sec. nach dem Beginn einer Allergenprovokation auftritt. Gleichzeitig beginnt die dynamische Compliance kleiner zu werden, während die Erhöhung der Atemwegsresistance erst etwa eine Minute nach der Allergenprovokation faßbar wird (Abb. 6). Durchaus analoge Befunde werden auch anläßlich einer Histaminprovokation beobachtet.

Der Anstieg der Atemwegsresistance geht auf eine diffuse Verengerung der Bronchiolen und kleinen Bronchien zurück, welche mit Fortschreiten der Ausatmung eine gegenüber dem Gesunden verstärkte Neigung zum vollständigen Verschluß zeigen. Teilweise kann dieser allgemeine Kaliberverlust der Atemwege kompensiert werden durch eine Verstärkung der Lungenspannung oder des Lungenretraktionsdruckes, der die unstabilen Bronchiolen innerhalb des Lungengewe-

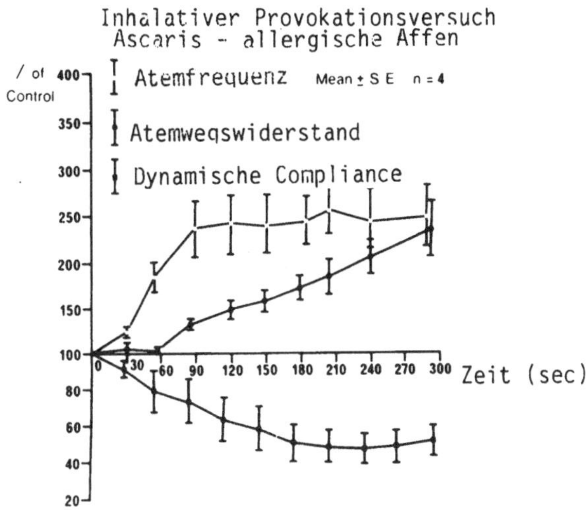

Abb. 6 Antigenprovokation durch Inhalation bei Ascaris-allergischen Affen. Darstellung des zeitlichen Einsetzens der Veränderungen von Atemfrequenz, Atemwegswiderstand und dynamischer Compliance nach Antigen-Inhalation. Zu beachten ist der rasche Beginn der Zunahme der Atemfrequenz bereits 30 sec. nach Antigen-Inhalation während der Atemwegswiderstand erst nach anderthalb Minuten anzusteigen beginnt [13].

bes durch radiären Zug offenhält. Die Verstärkung der Retraktionskraft des Lungengewebes wird erreicht durch eine Verschiebung der Atemruhelage in inspiratorischer Richtung. Dadurch kann die Ausatmung bis zu einem gewissen Obstruktionsgrad noch bei physiologischen, negativen Pleuradrucken passiv, d. h. ohne Mitwirkung der Ausatmungsmuskulatur ablaufen, womit ein stärkerer exspiratorischer Atemwegskollaps vermieden wird.

Lungenvolumina

Die Verschiebung der Atemruhelage bzw. der funktionellen Residualkapazität in inspiratorischer Richtung ist auch deshalb sinnvoll, weil der Bronchialwiderstand bekanntlich mit dem Lungenvolumen bei dem er gemessen wird, in einer hyperbolischen Beziehung steht. Durch die Steigerung der funktionellen Residualkapazität verschiebt sich der Atmungsvorgang in ein Lungenvolumen innerhalb der Totalkapazität auf dem mit geringerer Resistance geatmet werden kann (Abb. 7).

Werden die Lungenvolumina bei zunehmender asthmatischer Verengerung der bronchialen Peripherie mehrfach gemessen, so kann beobachtet werden, daß sich diese hyperbolische Beziehung in bezug auf den Kurvenverlauf des Gesunden zunehmend in Richtung zunehmender Resistance verschiebt, womit das Residualvolumen andauernd größer werden muß. In Folge der Zunahme des Residualvolumens nimmt auch die Vitalkapazität bei jeder akuten Atemwegsobstruktion im

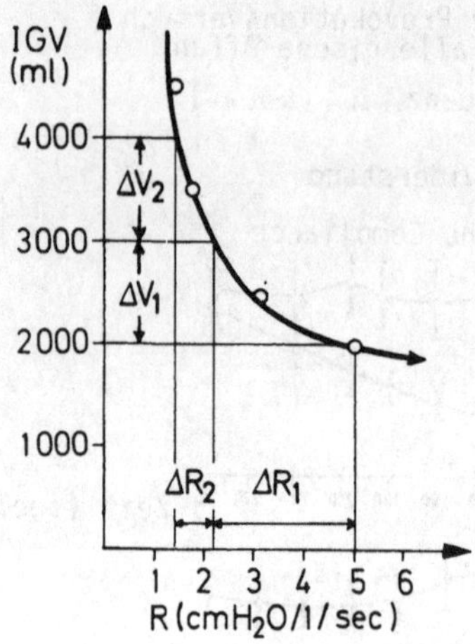

Abb. 7 Hyperbolische Korrelation zwischen Atemwegswiderstand (R) und intrathorakalem Gasvolumen (IGV). Eine Verschiebung der Atemruhelage (FRC) auf ein höheres Lungenvolumen ist mit einer Verkleinerung der Atemwegsresistance verbunden [11].

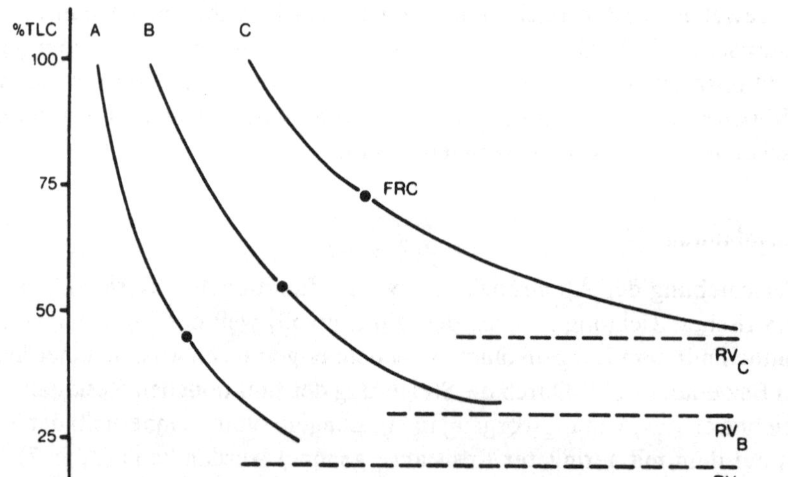

Abb. 8 Beziehung zwischen inspiratorischem Strömungswiderstand und intrathorakalem Gasvolumen bei Gesunden (A) und bei Patienten mit leichter (B) und schwerer (C) Bronchialobstruktion [15].

Bereiche der kleinen Bronchien drastisch ab (Abb. 8). Der Grund dafür ist noch nicht restlos geklärt. Eine Stenose am Munde oder in der Trachea führt beispielsweise nicht zu einer Einschränkung der Vitalkapazität. Indessen hat sich gezeigt, daß die Verkleinerung der Vitalkapazität durch eine Zunahme der totalen Lungenkapazität während des obstruktiven Anfalls teilweise kompensiert wird.

Akute und langfristige Behandlung mit bronchialerweiternden Pharmaka (Beta-Sympathicomimetica, Xanthine, Atropinderivate, Sekretolytika) verbessert nicht nur die Atemwegsresistance sondern auch Vitalkapazität und Totalkapazität werden werden teilweise normalisiert (Abb. 9).

ASTHMA BRONCHIALE

HR. M.K., 45 J.

	SOLL	VOR BRONCHODILATATION 22.3.83	NACH BRONCHODILATATION 22.3.83	VOR BRONCHODILATATION 15.4.83	NACH BRONCHODILATATION 15.4.83
TLC (L)	7.99	8.43	7.53	7.94	7.98
RV (L)	1.96	5.95	5.13	3.62	3.60
ITGV (L)	4.28	7.10	6.16	5.37	5.28
VC (L)	6.03	2.49	2.40	4.32	4.38
FEV_1	4.21	0.67	0.75	2.26	2.51
FEV_1/VC (%)	69.8	27.1	31.2	52.4	57.4
RAW (CMH_2O/L/SEC.)	< 3.5	12.66	14.2	1.77	1.41

Abb. 9 Spirometrische und atemmechanische Daten bei schwerer, akuter asthmatischer Atemwegsobstruktion. RV nahezu verdoppelt im Vergleich zum Sollwert, VC auf weniger als die Hälfte des Sollwertes verkleinert, Totalkapazität um ca. einen halben Liter über den Sollwert hinaus vergrößert. Starke Verbesserung, z. T. Normalisierung der Parameter durch Fenoterol insbesondere nach 3-wöchiger Dauertherapie.

Flow-Volumen-Kurve

Für die Untersuchung und visuelle Darstellung dieser Vielfalt simultaner Vorgänge ist die Fluß-Volumenkurve bei maximal forcierter Ausatmung nach maximaler Inspiration besonders geeignet. In Abbildung 10 sind die Fluß-Volumenkurven eines Gesunden, eines Patienten mit mäßiger und eines Kranken mit schwerer Atemwegsobstruktion dargestellt. Allen Obstruktionskurven gemeinsam ist der Abfall aller Flußwerte (Peak Flow, Flow max. 75, 50 und 25% der Vitalkapazität). Allerdings ist zu beachten, daß bei der nur leichten Obstruktion die Vitalkapazität meist voll erhalten bleibt, was sich in einem normalen Residualvolumen äußert.

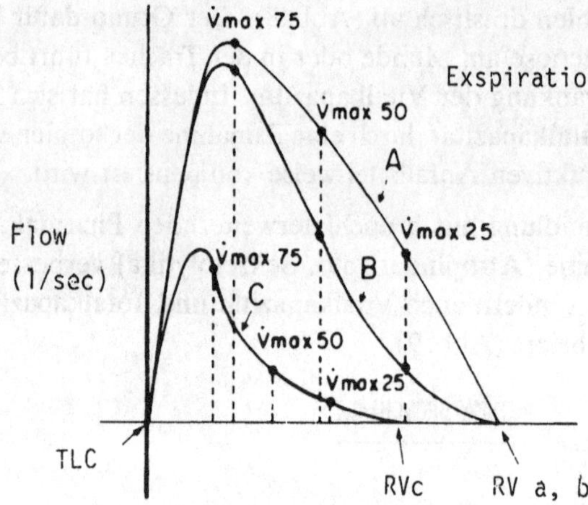

Abb. 10 Vergleich von exspiratorischen Fluß-Volumenkurven eines Gesunden (A), einer Person mit mäßiger Atemwegsobstruktion (B) und eines Patienten mit schwerer Bronchialobstruktion (C), s. Text [14].

Bei schwerem Obstruktionsgrad schneidet die Kurve die Abscisse näher bei der Totalkapazität, was gleichbedeutend ist mit eingeschränkter Vitalkapazität bei erhöhtem Residualvolumen. Infolge der Einschränkung der Vitalkapazität entsprechen bei dieser Kurve die maximalen Flußwerte anderen, d. h. kleineren Lungenvolumina als bei den Kurven des Gesunden bzw. des Patienten mit leichter Obstruktion.

Die Dynamik der akuten Atemwegsobstruktion läßt sich anhand von Serien von sukzessiven V̇/V-Kurven eindrücklich demonstrieren (Abb. 11). Solange die Totalkapazität unverändert bleibt, starten alle Kurven vom gleichen Lungenvolumen und die Veränderungen beschränken sich auf Reduktion der Flußwerte und der Vitalkapazität sowie auf die Zunahme des Residualvolumens. Wenn sich jedoch gleichzeitig die Totalkapazität vergrößert, verschieben sich die Kurven laufend in Richtung größerer Lungenvolumina, während gleichzeitig die Flußwerte und die Vitalkapazität abnehmen.

Isovolumen-Druck-Flußkurve

Der Mechanismus, der dem Abfall des maximalen exspiratorischen Flows zugrunde liegt, läßt sich am besten durch Alveolardruck/Flußkurven bei standardisiertem Lungenvolumen (Isovolumen-Druck/Fluß-Kurven) analysieren.

Bei niedrigen Alveolardrucken kann einerseits beim Asthmatiker ein im Verhältnis zum Gesunden herabgesetzter Flow beobachtet werden, welcher der Reduktion der totalen Leitfähigkeit (conductance) entspricht, wie sie leicht plethysmo-

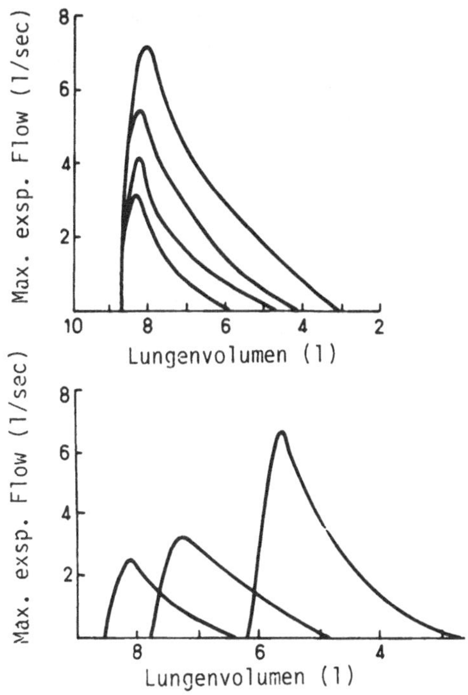

Abb. 11 Serien von sukzessiven, maximal forcierten exspiratorischen Fluß-Volumenkurven bei Asthmatikern, deren Atemwegsobstruktion im Asthmaanfall laufend schwerer wird.
Oben: Patienten, deren Totalkapazität während der Beobachtungsperiode konstant bleibt.
Unten: Patienten, deren Totalkapazität während der Entwicklung des Asthmaanfalls laufend zunimmt, s. Text [20].

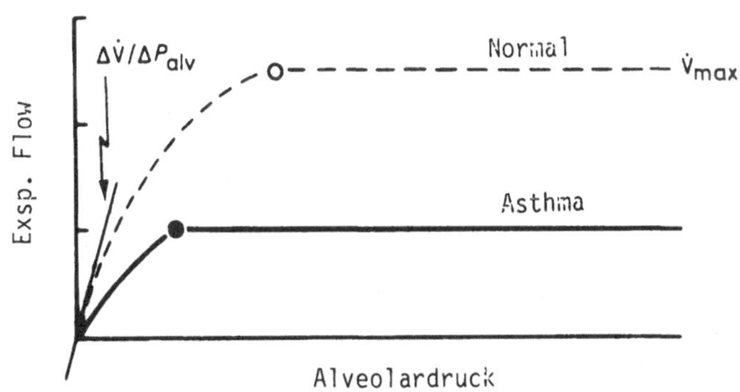

Abb. 12 Veränderungen in der Beziehung zwischen Alveolardruck (driving pressure) und Fluß bei einem konstanten Lungenvolumen (Isovolumen-Druck-Flußkurve), während eines Asthmaanfalls. Der initiale Anstellwinkel der Kurve ($\Delta\dot{V}/\Delta$ Palv) ist bei Asthma abgeflacht, was bedeutet, daß bei niedrigen Flowraten die Atemwegsconductance herabgesetzt ist. Der kleinste Alveolardruck, bei dessen Überschreitung die Alveolardruck-Flußbeziehung in ein Plateau übergeht, ist beim Asthmaanfall ebenfalls herabgesetzt [20].

graphisch festgestellt werden kann. Diese herabgesetzte Conductance läßt sich bereits am flacheren Anstellwinkel der Alveolardruck-Flow Kurve des Asthmatikers im Vergleich zu derjenigen des Gesunden ablesen. Andererseits ist der Alveolardruck, welcher dem maximal erreichbaren Flußwert entspricht, nach dessen Überschreitung die Druck-Flußkurve in ein Plateau übergeht, beim gleichen Lungenvolumen im akuten Asthmaanfall erheblich niedriger als im obstruktionsfreien Intervall (Abb. 12). Während beim Gesunden die Plateaubildung der Druck-Flußkurve erst bei etwa 75% der Vitalkapazität erkennbar wird, kann diese Plateaubildung in der obstruktiven Krise bereits ganz nahe unterhalb der Totalkapazität beobachtet werden. Indessen ist das Erstellen solcher Isovolumen-Druck-Flußkurven während einer asthmatischen Atemwegsobstruktion für Patient und Untersucher begreiflicherweise äußerst mühsam.

Die Lunge als Starling-Resistor, Equal Pressure Point (EPP)

Eine besser praktikable Untersuchungstechnik für die Erfassung der Faktoren, welche den maximalen exspiratorischen Fluß limitieren, ist der Vergleich zwischen statisch gemessener Lungenspannung oder statischem Lungenretraktionsdruck und maximalem exspiratorischen Flow, wodurch die Leitfähigkeit der Atemwege zwischen Alveolen und dem Equal Pressure Point (EPP) gemessen werden kann.

Diese Technik beruht auf der Analyse des Equal Pressure Point oder des Druckausgleichspunktes, welche auf die Erkenntnis zurückgeht, daß die Lunge eine Variante eines Starling-Resistors darstellt. Ein solches Resistorsystem limitiert den maximal erreichbaren Flow dadurch, daß derselbe Druck, welcher die Luft zum Ausfließen aus den Alveolen durch die Atemwege in die Außenwelt zwingt, auch den intrathorakal gelegenen Teil des gemeinsamen Ausflußrohres, der zentralen Bronchien und der Trachea umso stärker komprimiert, je größer der Alveolardruck bei einer forcierten Ausatmung ausfällt.

Bei jeder Exspiration finden sich an den Atemwegen Stellen, an denen der Druck außen und innen gleich groß ist. Diese Druckausgleichspunkte oder Equal Pressure Points (EPP) scheiden die Luftleiter von den Alveolen bis zur Glottis bzw. bei hin zu Mund und Nase in zwei Teile, nämlich die stromaufwärts, d. h. in Richtung Alveolen gelegenen (upstream Segment, „US“) und die stromabwärts in Richtung Glottis gelegenen Teile (Downstream Segment, „DS“). Das Downstream Segment wird bei forcierter Ausatmung komprimiert, weil im Innern des Bronchialrohrs ein niedrigerer Druck als außerhalb desselben herrscht, das Upstream Segment der Atemwege wird dagegen von Kompression verschont, weil der Druck im Innern des Atemweges größer ist als außerhalb davon, bleibt im Kaliber unverändert oder wird allenfalls leicht dilatiert (Abb. 13).

Die Lokalisation des EPP ist auch beim gesunden Menschen nicht fixiert, sondern der EPP wandert mit dem Wechsel der Atemphasen hin und her. Der Grund dafür

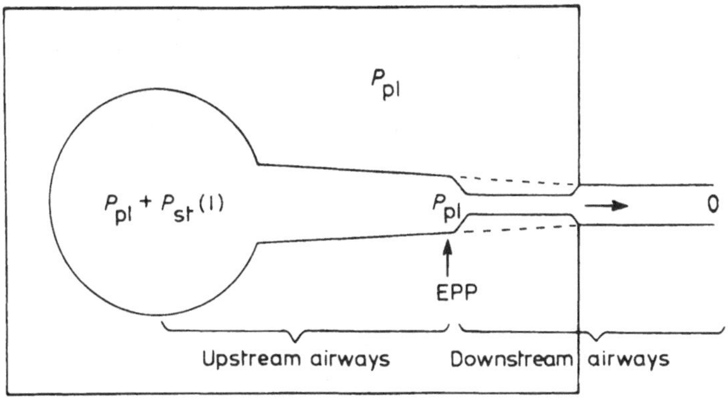

Abb. 13 „Upstream"- und „Downstream"-Segmente der Atemwege bei forcierter Ausatmung. Bei forcierter Ausatmung fällt der Bronchialdruck vom Ausgangswert, d. h. vom Alveolardruck auf Atmosphärendruck (= O) am Munde ab. Der Alveolardruck setzt sich zusammen aus Pleuradruck und statischem Retraktionsdruck. Der maximale, die Luft zum Fließen bringende Druck durch die alveolenwärts vom Equal Pressure Point liegenden Atemwege (Upstream airways) entspricht der statischen Lungenretraktionskraft (Pst (L)). Vom EPP bis zu Mund und Nase (Downstream airways) fließt die Luft ausschließlich unter der Wirkung des Pleuradruckes [20].

liegt einerseits im wechselnden Widerstand der peripheren Atemwege, welcher bei hohem Lungenvolumen, d. h. bei voller Inspiration klein, bei niedrigem Lungenvolumen, d. h. bei voller Exspiration dagegen groß ist. Andererseits verändert auch die Atmungsanstrengung, d. h. die Heftigkeit der Exspiration bzw. die Höhe des Alveolar- bzw. Thoraxdruckes die Lage des EPP.

Für das gesunde bronchopulmonale System hat dies folgende Konsequenzen:

- Bei hohem Lungenvolumen, d. h. bei Beginn einer mäßig forcierten Exspiration, welche beispielsweise zu einem Alveolardruck von 20 cm H_2O führt, liegt der EPP im Bereich der größeren Bronchien, d. h. im Bereiche der Segment- oder Lappenbronchien, weil der Widerstand der kleinen Atemwege in dieser Phase der Exspiration wegen hoher Retraktionskraft des Lungengewebes noch gering ist. Die Atemwege sind so in ihrem gesamten Verlauf vor Kompressionseffekten geschützt, weil nur ein minimaler komprimierender Druck an den zentralen Bronchien entsteht.
- Bei hohem Lungenvolumen, aber stark forcierter Ausatmung, welche beispielsweise zu einem Alveolardruck von 100 cm H_2O führt, liegt der EPP in der Peripherie der Atemwege und auf den zentralen Bronchien lastet ein glottiswärts zunehmender Transmuraldruck. Die dadurch erzeugte Kompression der zentralen Bronchien baut in den größeren Atemwegen bei fortschreitender Exspiration eine zweite Widerstandszone auf, wodurch der EPP im Verlaufe der forcierten Ausatmung wieder mehr glottiswärts verschoben wird. Dieser physiologische

Mechanismus hat zur Folge, daß die anatomisch weniger stabilen, kleineren Bronchien und Bronchiolen vor allzuhohen positiven Transmuraldrucken und damit vor Kollaps geschützt werden.

- umgekehrt liegt der EPP bei niedrigem Lungenvolumen in Folge der dadurch bedingten peripheren Widerstandserhöhung bei mäßig positivem Alveolar- bzw. Thoraxdruck im Bereich der mittleren bis kleineren Atemwege.
- Bei niedrigen Lungenvolumen, jedoch stark positiven Alveolar- bzw. Thoraxdrucken verschiebt sich der EPP wegen des partiellen Kollapses der zentralen Bronchien wiederum glottiswärts.

Dieses dynamische Spiel zwischen wechselndem peripherem Atemwegswiderstand und der Höhe des Alveolar- bzw. Thoraxdruckes, d. h. der muskulären Ausatmungsanstrengung gilt indessen nicht nur für den gesunden Menschen, sondern funktioniert auch unter den pathologischen Bedingungen der akuten Atemwegsobstruktion. Dabei entsteht eine anatomisch fixierte bronchioläre Widerstandszone mit Verlagerung des EPP in die mittleren bis kleinen Bronchien. Diese diffuse Stenose der kleinen Bronchien erzeugt bei der Ausatmung einen abrupten intrabronchialen Druckabfall verbunden mit dem Auftreten übermäßiger Transmuraldrucke, so daß die Atemwege aus der Peripherie bis zur Trachea entsprechend stark komprimiert werden. Zudem ist im Asthmaanfall regelmäßig die Ausatmungsmuskulatur an der Exspiration beteiligt, so daß auch bei nicht willentlich forcierter Ausatmung hohe Alveolar- bzw. Thoraxdrucke vorkommen. Letztlich werden unter diesen Verhältnissen auch periphere Atemwege komprimiert, welche im Gegensatz zu den zentralen Bronchien keine lumenstabilisierenden Strukturen wie Knorpelspangen, -ringe oder -platten enthalten, so daß der exspiratorische Lumenverlust entsprechend groß ist. Die totale Atemwegsresistance (Raw) wird hoch, bzw. die totale Atemwegsconductance (Gaw) klein.

Upstream Conductance

Physiologischerweise wird indessen der exspiratorische Luftfluß von den Alveolen bis zum EPP, d. h. der Flow im Upstream Segment der Atemwege ausschließlich durch den statischen Lungenretraktionsdruck, d. h. die elastische Lungenspannung zustandegebracht, welche der Differenz zwischen Alveolardruck und Thorax- bzw. Pleuradruck entspricht (Abb. 14). Der Luftfluß durch das Upstream-Segment der Atemwege ist damit relativ unabhängig von den Variationen der Atmungsanstrengung, d. h. von der Aktivität der Atmungsmuskulatur und wird zudem nicht beeinflußt durch Kaliberveränderung des Larynx und der oberen Luftwege.

Wird nun der maximale exspiratorische Flow, d. h. der Flußwert bei dem für ein bestimmtes Lungenvolumen die Alveolardruck-Flußkurve in ein Plateau übergeht (vgl. Abb. 12) durch den statischen Lungenretraktionsdruck dividiert ($\dot{V}$ max/P_L st), so entspricht der erhaltene Wert der Leitfähigkeit oder der Conductance des Upstream-Segmentes.

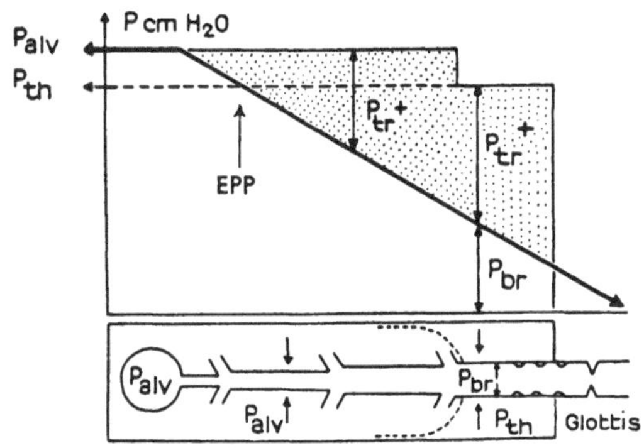

Abb. 14 Der Abfall des Endobronchialdruckes von den Alveolen bis zum Kehlkopf. Von den Alveolen bis zum Equal Pressure Point (EPP) (Upstream airways) fließt die Luft unter der Wirkung des Lungenretraktionsdruckes (Lungenspannung), welcher der Differenz zwischen Alveolardruck und Pleura- oder Thoraxdruck entspricht (vom EPP bis zu Mund und Nase (Downstream airways) fließt die Luft unter der Wirkung des Pleura- oder thorakalen Druckes).
Weiße Fläche: Bronchialdruck (Pbr).
Punktierte Fläche: Komprimierender Transbronchialdruck (Ptr) [12].

Im Hinblick auf die zahlreichen Mechanismen über die eine asthmatische Verengerung der kleinen Atemwege zustande kommen kann, ist bei der Interpretation der Upstream-Conductance natürlich eine gewisse Vorsicht am Platz. Änderungen der Upstream-Conductance können sowohl durch Schwankungen in der Länge des Upstream-Segmentes bedingt sein, als auch durch Änderungen seines Kalibers. Dazu kommen Turbulenzeffekte und damit ein Abfall des Lateraldruckes, welcher die kleinen Atemwege dynamisch verengen kann. Letztlich ist aus diesen Gründen der Wert der Upstream-Conductance bei forcierter Ausatmung meistens kleiner als bei ruhiger Exspiration.

Bei der Exazerbation des Asthmas findet sich regelmäßig eine deutliche Einschränkung des maximalen exspiratorischen Flußwertes. Dafür sind nach dem gegenwärtigen Stand der Atemmechanik zwei Hauptursachen verantwortlich, nämlich einerseits die Verkleinerung der Upstream-Conductance und andererseits eine Herabsetzung der Lungenretraktionskraft.

Für die im Anfall herabgesetzte Upstream-Conductance lassen sich mehrere Gründe anführen. Der Hauptgrund ist wahrscheinlich die diffuse Verengerung der peripheren Atemwege. Dazu kommen noch weitere Faktoren wie der Verschluß ganzer Lungenportionen über die gesamte Spanne der Vitalkapazität, was die Zahl der sich parallel entleerenden Atemwege verkleinert. Die Kontrolle der Korrelationskurven zwischen maximalem exspiratorischem Flow und statischem Lungenretraktionsdruck, welche der Upstream-Conductance entsprechen, zeigt, daß im Asthmaanfall die ganze Kurve in Richtung höherer Lungenspannungswerte ver-

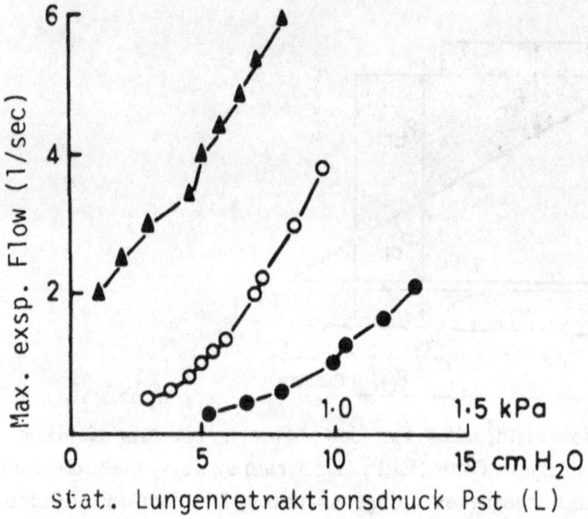

Abb. 15 Maximaler exspiratorischer Luftfluß bei forcierter Exspiration aufgetragen gegen den statischen Lungenretraktionsdruck. Diese Druck-Flußbeziehung entspricht der Conductance oder der Leitfähigkeit durch die „Upstream Airways". Die „Upstream conductance" ist herabgesetzt, wenn der maximale Flow bei einem standardisierten Wert der statischen Lungenspannung verkleinert ist. ○=Wert bei Gesunden ●= beim Patienten mit Anstrengungsasthma, ▲= nach Behandlung mit Salbutamol [6].

schoben ist (Abb. 15). Diese Tendenz des maximalen exspiratorischen Flows bei noch deutlich positiven Lungenretraktionsdrucken bereits auf sehr niedrige Werte abzufallen ist ein deutlicher Hinweis auf vorzeitigen Atemwegsverschluß.

Vergrößerung der Totalkapazität

Die Verschlechterung der Atemwegsfunktion bei akutem Asthma ist oft begleitet von einer Vergrößerung der Totalkapazität. Diese auffällige Veränderung des totalen Lungenvolumens ist erst in den letzten 15 Jahren allmählich bekannt geworden. Die Steigerung der TLC kann bei Asthmatikern am Ende einer Asthmaperiode beobachtet werden, sie entwickelt sich aber auch in wenigen Minuten, vor allem dann, wenn ein Asthmaanfall nach schwerer Anstrengung auftritt. Die Vergrößerung der TLC beträgt ½ bis 1½ Liter, kann aber bis auf 2 Liter ansteigen.

Die Zunahme der totalen Lungenkapazität wird nun nicht etwa durch Überdehnung der Lunge mit entsprechend höheren pulmonalen Retraktionsdrucken erreicht, sondern die gesamte Druck-Volumenkurve scheint zugunsten größerer Lungenvolumina verschoben zu sein (Abb. 16). Dies bedeutet jedoch, daß die statische Compliance der Lungen im Asthmaanfall größer ist, als im asthmafreien Intervall.

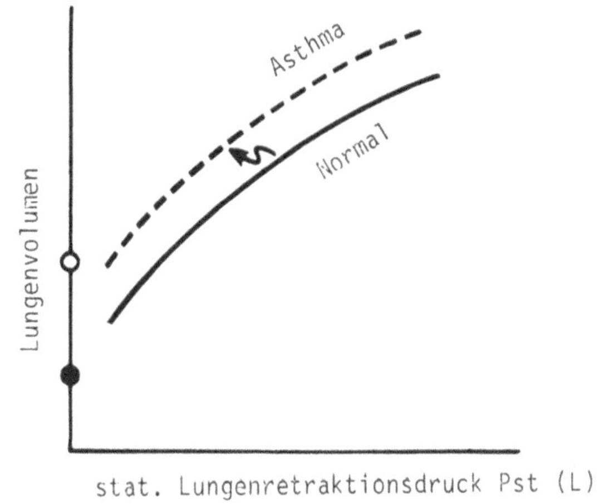

Abb. 16 Schematische Darstellung der Veränderungen der Totalkapazität und der Druck-Volumenkurve bei Asthma. Die Druck-Volumenkurve verschiebt sich in Richtung höhere Volumina ohne daß sich der statische Lungenretraktionsdruck bei voller Einatmung wesentlich verstärkt (größere statische compliance beim Asthmaanfall). Dagegen findet sich eine disproportionierte Zunahme des Residualvolumens (●→○ auf der Ordinate) [20].

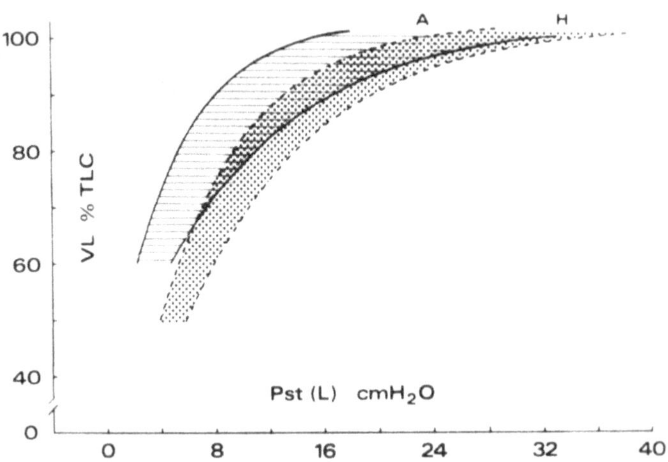

Abb. 17 Streubereich des elastischen Lungenretraktionsdruckes (±SD) bei 24 Asthmatikern (A) im Vergleich mit dem Streubereich von gleichaltrigen gesunden Personen (H). Der elastische Lungenretraktionsdruck ist bei den Asthmatikern herabgesetzt, überlappt jedoch den Streubereich der gesunden Vergleichspersonen [4].

Colebatch ist dieser Frage speziell nachgegangen und hat festgestellt, daß bei einem größeren Kollektiv von Patienten im Asthmaanfall (Abb. 17) die Compliance vergrößert ist, allerdings nicht im gleichen Maße, wie bei Kranken mit Lungenemphysem (Abb. 18). Immerhin lassen diese Daten den Schluß zu, daß die von Patient zu Patient stark verschiedene und gelegentlich auch fehlende Zunahme

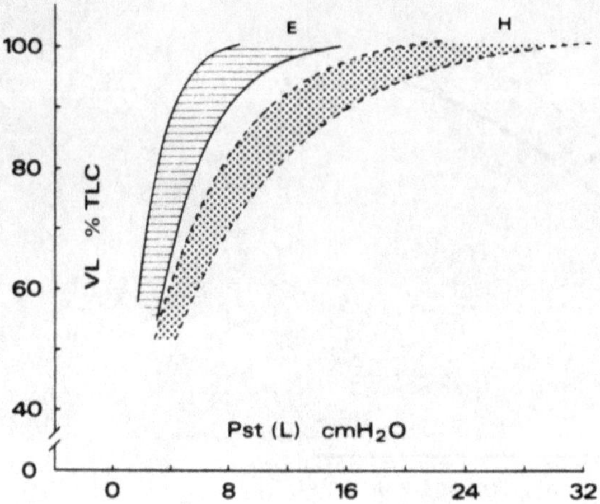

Abb. 18 Streubereich des elastischen Lungenretraktionsdruckes bei 25 Patienten mit Lungenemphysem (E) im Vergleich mit gleichaltrigen gesunden Personen (H) [4]. Der elastische Lungenretraktionsdruck ist bei den Emphysematikern stark herabgesetzt [4].

der TLC bei akuter asthmatischer Atemwegsobstruktion in der Tat auf eine Zunahme der Lungencompliance zurückzuführen ist. Der Mechanismus, bzw. die biochemische Grundlage zu dieser Verringerung der Lungenspannung ist vorderhand nicht bekannt. Möglicherweise ist eine diffuse Abnahme der alveolären Elastizität in Analogie zur Lungenrelaxation bei Streß beteiligt.

Die arteriellen Blutgase bei akuter Atemwegsobstruktion

Sauerstoffaufnahme

Sehr ungleichmäßige Belüftung des Lungengewebes ist ein charakteristisches Merkmal des akuten Asthmaanfalls (Abb. 19). Da die lokale Durchblutung mit der Entstehung unter- bzw. überbelüfteter Lungeneinheiten aber nicht Schritt hält, entsteht arterielle Hypoxämie. Mit der Zunahme der Atemwegsobstruktion nimmt zudem die alveolo-arterielle Sauerstoffspannungsdifferenz zu und verstärkt zusätzlich die Tendenz zur Senkung des arteriellen Sauerstoffdruckes (Abb. 20a).

Eine Diffusionsstörung scheint am Hypoxämisierungsprozeß bei Asthma kaum beteiligt zu sein, da der Transfer von CO im Asthmaanfall weitgehend normal bleibt.

Kohlendioxid-Elimination

Die ungleichmäßige Ventilation des Lungengewebes betrifft jedoch auch die Eliminationsfähigkeit der Lunge für CO_2. An sich müßte die CO_2-Spannung im

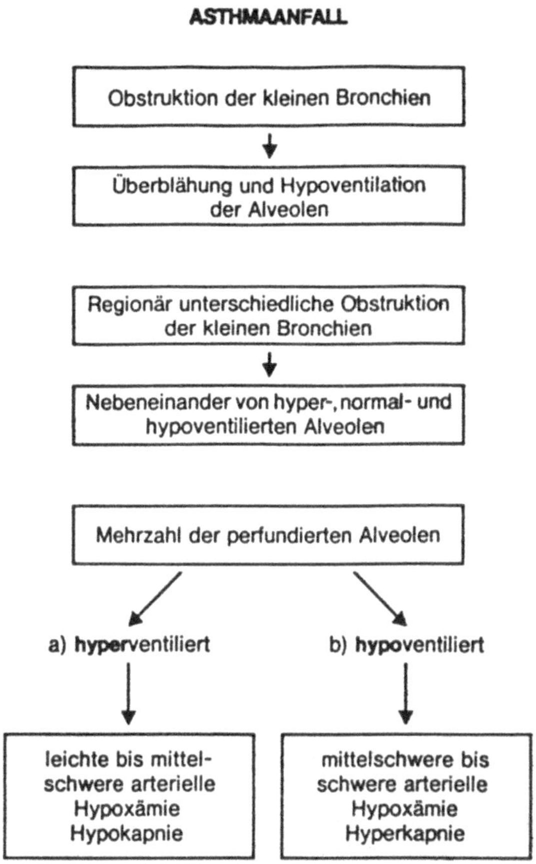

Abb. 19 Pathophysiologie des pulmonalen Gasaustausches bei Bronchialasthma [2].

arteriellen Blut bereits im Beginn der akuten Atemwegsobstruktion ansteigen. Da aber der Patient im Asthmaanfall mit zunehmender Obstruktion progressiv hyperventiliert, wird der Defekt in der CO_2-Exkretion zunächst verdeckt, da durch allgemeine Hyperventilation des Lungengewebes die arterielle CO_2-Spannung nicht nur konstant gehalten, sondern in der Regel sogar abgesenkt wird (Abb. 20b). Erst wenn die Obstruktion im Anfall sehr schwere Formen annimmt (FEV 1 $<$ 15% des Sollwertes) kann die Hyperventilation des Alveolarraumes nicht mehr aufrechterhalten werden und die arterielle CO_2-Spannung steigt dann sehr schnell an, eine dringende Indikation für sofortige Intubation und maschinelle Beatmung.

Säure-Basenverhältnis

Der Säure-Basen-Status im schweren Asthmaanfall entspricht der Reaktion der Lungenventilation auf die zunehmende Atemwegsobstruktion. Im Beginn der

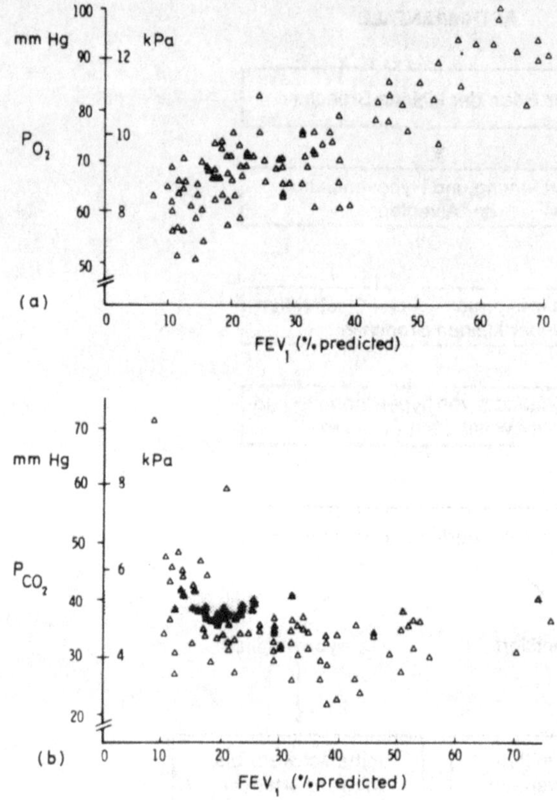

Abb. 20a, b Die Auswirkung der zunehmenden Atemwegsobstruktion (ausgedrückt in % des Sollwertes von FEV1) auf die arterielle Sauerstoffspannung PO2 (a) und auf die arterielle CO2-Spannung PCO2 (b). Normbereich für PCO2: 38–42 mmHg [17].

akuten Obstruktion findet sich eine respiratorische Alkalose, welche im fortgeschrittenen Stadium des Anfalles einer respiratorischen Acidose Platz macht.

Akute Atemwegsobstruktion und Lungenkreislauf

Fortgeschrittene Stadien von akuter Atemwegsobstruktion sind regelmäßig von einer Druckerhöhung in der Pulmonalarterie begleitet. Für diese pulmonale arterielle Hypertension kommen zwei Hauptfaktoren als Ursache in Frage:

1. Die aktive arterioläre Vasokonstriktion als Folge alveolärer Hypoxie in unterventilierten Lungenbezirken (v. Euler-Liljestrandscher Reflex), gelegentlich im Rahmen respiratorischer Globalinsuffizienz verstärkt durch respiratorische bzw. metabolische Azidose.

2. Mechanische Einwirkung des erhöhten Alveolardruckes auf exponierte kollabrierbare Lungengefäße.

Die relative Bedeutung dieser beiden Faktoren ist bis heute wenig bekannt.

1. Einfluß der alveolären Hypoxie und der Azidose auf die pulmonale Hämodynamik

a) Hypoxie

Daß alveoläre Hypoxie den intensivsten Stimulus für pulmonal-arterielle Vasokonstriktion darstellt ist unbestritten. Sauerstoffmangelatmung führt unweigerlich zu erhöhtem Blutdruck in der Lungenschlagader. Wenn die arterielle O_2-Spannung als Integral der alveolären O_2-Spannung in der Vielzahl von Lungeneinheiten aufgefaßt wird, kann die anläßlich einer O_2-Mangelatmung gemessene PaO_2 als Spiegelbild der durchschnittlichen alveolären Hypoxie betrachtet werden. Die arterielle Sauerstoffspannung kann dann als Vergleichsbasis für die Reaktion des Gefäßwiderstandes und des pulmonalen arteriellen Druckes akzeptiert werden. In Abbildung 21 läßt progressive Hypoxie der Einatmungsluft sowohl den Lungengefäßwiderstand (Abb. 21a) wie auch den Mitteldruck in der Pulmonalarterie (Abb. 21b, hier dargestellt als Differenz zwischen Pulmonalisdruck und Kapillardruck) bei Exploranden ohne vorbestehende Lungenveränderungen, deren Hämodynamik aus anderen Gründen untersucht werden mußte, teilweise massiv ansteigen, wenn die resultierende arterielle Sauerstoffspannung wesentlich unter 70 mmHg zu liegen kommt.

b) Azidose

Der zusätzliche Einfluß einer Azidose auf die hypoxisch bedingte pulmonalarterielle Hypertension wurde bereits recht früh in der Erforschung der pulmonalen

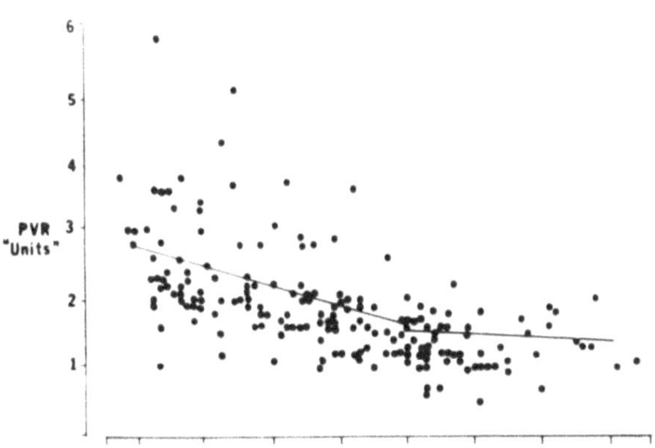

Abb. 21a Die Beziehung zwischen arterieller Sauerstoffspannung und dem pulmonal-arteriellen Gefäßwiderstand [21].

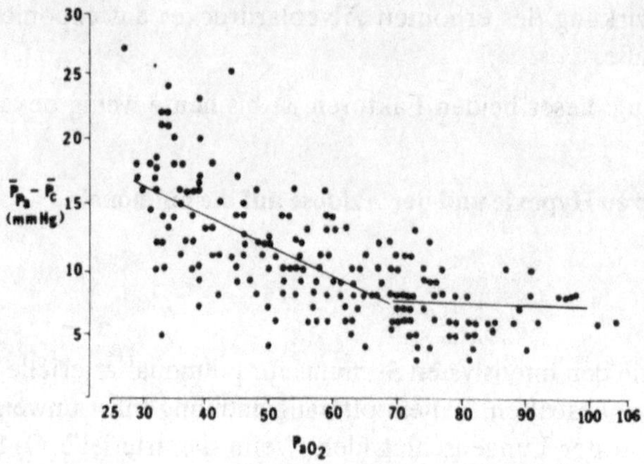

Abb. 21b Die Beziehung zwischen arterieller Sauerstoffspannung (PaO2) und der mittleren Druckdifferenz zwischen pulmonal-arteriellem Druck und Kapillardruck [21].

Hämodynamik durch Ferrer und Mitarbeiter ergründet. Die einem bestimmten Grad von mangelhafter Sauerstoffsättigung der arteriellen Hämoglobins entsprechende Steigerung des pulmonal-arteriellen Mitteldruckes wird durch zusätzliche Azidose, sei sie metabolisch, sei sie respiratorisch, bedeutend verstärkt (Abb. 22).

Druckmessungen am Lungenkreislauf isolierter Katzenlungen wie sie durch Staub und Mitarbeiter in San Francisco mittels Mikropunktion durchgeführt wurden (Abb. 23), zeigen eindeutig, daß die hypoxische Drucksteigerung zwar hauptsächlich die Pulmonalarterie und ihre Verzweigungen betrifft, daß aber auch alle anderen Segmente des Lungenkreislaufs davon betroffen werden.

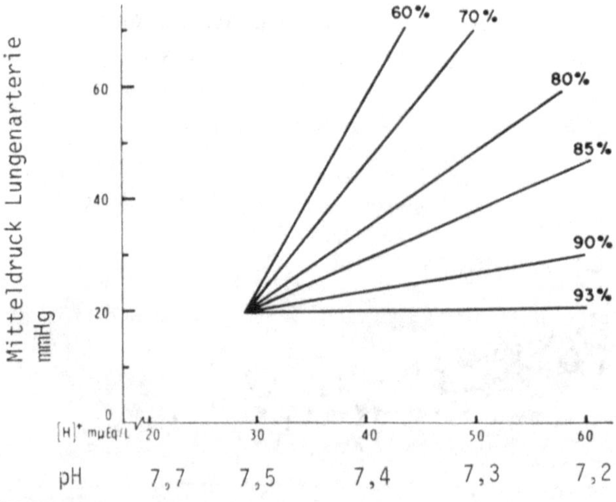

Abb. 22 Die Beziehung zwischen dem Mitteldruck in der Lungenarterie bei verschiedenen O2-Sättigungsgraden des Hämoglobins und dem arteriellen pH bei Atemwegsobstruktion [5].

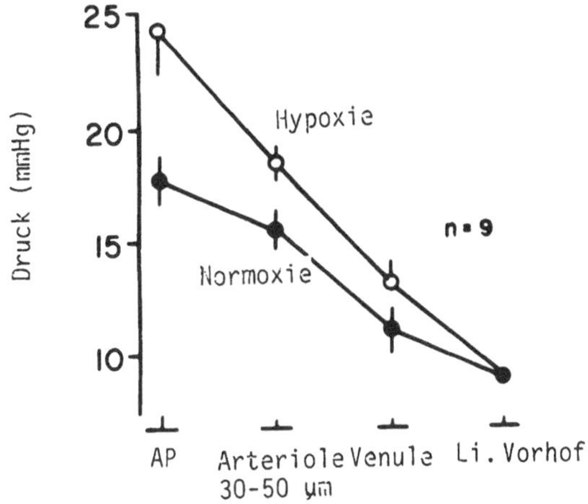

Abb. 23 Druckmessung mittels Mikropunktion an verschiedenen Segmenten der Lungengefäße der isolierten Katzenlunge unter normoxischen und hypoxischen Bedingungen: an der hypoxischen Vasokonstriktion sind alle Segmente des Lungenkreislaufes beteiligt, vor allem aber die Arterien [19].

Atemwegsobstruktion und pulmonaler Gefäßwiderstand

Eine direkte Korrelation zwischen Atemwegsobstruktion und pulmonalem arteriellem Gefäßwiderstand kann dann nachgewiesen werden, wenn der Reziprokwert der Sekundenkapazität als Basis verwendet wird. Das Bindeglied zwischen Bronchialobstruktion und dem arteriellen Gefäßwiderstand in der Lunge ist aber auch in diesem Falle ohne Zweifel die alveoläre Hypoxie (Abb. 24).

2. Der Einfluß des erhöhten Alveolardruckes auf die pulmonale Hämodynamik

Neben der alveolären Hypoxie und der Azidose läßt sich indessen auch eine direkte Wirkung der Atemwegsobstruktion auf die pulmonale Hämodynamik feststellen. Atemwegsobstruktion steigert exspiratorisch den Alveolardruck, der sich teilweise auf den Druck in der Lungenarterie überträgt. Dieser Umstand muß bei schwerer Obstruktion zu großer Vorsicht und Kritik bei der Interpretation der hämodynamischen Resultate Anlaß geben.

Experimentell läßt sich der Einfluß eines erhöhten Alveolardruckes auf die Druck-Flußbeziehung im Lungenkreislauf von gesunden Exploranden beispielsweise durch permanente Applikation eines erhöhten Munddruckes wie sie etwa bei Beatmung mit CPAP (Continuous Positive Airway Pressure) routinemäßig verwendet wird, gut prüfen (Abb. 25). Solange der Munddruck und der Alveolardruck auf physiologischen Werten verbleiben, verläuft die Beziehung zwischen Druck und Blutfluß linear. Wenn indessen der Munddruck auf positiven Werten, im Falle der Abbildung 25 auf + 9 mmHg konstant gehalten wird, steigt der initiale

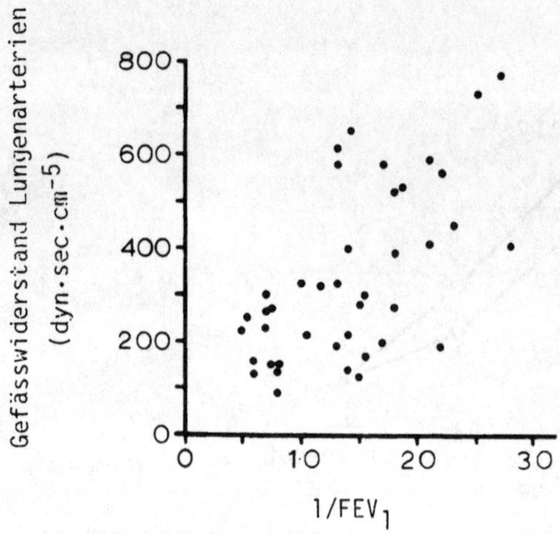

Abb. 24 Korrelation zwischen dem Reziprokwert von FEV_1 und dem pulmonal-arteriellen Gefäßwiderstand: Je niedriger FEV_1, umso höher der vaskuläre Widerstand [8].

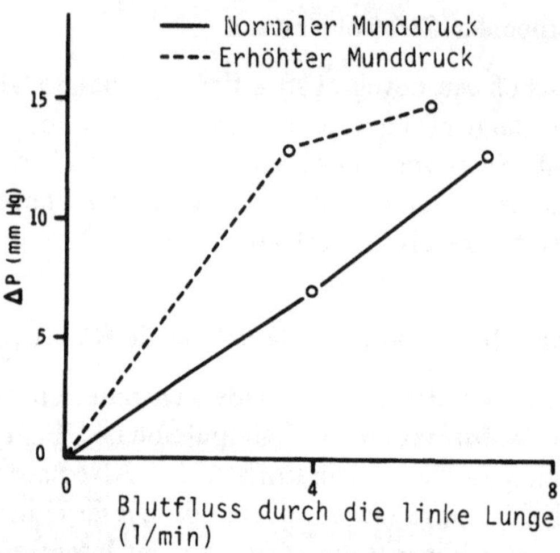

Abb. 24 Blutfluß durch die linke Lunge bei normalem bzw. erhöhtem Mund- und Alveolardruck, s. Text [8].

Teil der Druck-Flußkurve steiler an als Zeichen eines erhöhten vaskulären Widerstandes. Von einem bestimmten Blutfluß an wird der Verlauf der Druck-Flußbeziehung wieder flacher und ist dann sogar weniger steil als die Normalkurve. Dieser gekrümmte Kurvenverlauf unter positivem Munddruck zeigt zunächst, daß die arterio-venöse Druckdifferenz im Lungenkreislauf nicht proportional mit dem Blutfluß zunimmt. Der gekrümmte Verlauf läßt zudem vermuten, daß die Gefäße, welche für den hauptsächlichen vaskulären Widerstand verantwortlich sind, während der positiven Druckatmung zwar enger gleichzeitig aber auch leichter dehnbar sind.

Es ist nicht einfach, diese Kombination von Veränderungen unter einen Hut zu bringen, es sei denn, man nehme eine Kompression der Gefäßwand von außen an. Normalerweise befinden sich die Lungengefäße bei Patienten in liegender Position in einem Zustand von nahezu maximaler Dehnung. Eine externe Kompression verengert so einerseits ihr Lumen, was zu Widerstandserhöhung führt und erlaubt andererseits eine raschere Dehnung dieser Gefäße, wenn mit der Zunahme des Blutflusses ihr intraluminaler Druck ansteigt. Die kleineren Blutgefäße innerhalb des Lungengewebes scheinen besonders mit diesem Mechanismus zu funktionieren, schon deshalb, weil der Alveolardruck innerhalb des Lungenparenchyms infolge des Dazukommens des Retraktionsdruckes höher ist als im gesamten übrigen Brustkorb. Aus analogen Gründen kann auch Hyperventilation eine Überhöhung der hämodynamischen Werte im Lungenkreislauf zur Folge haben. Willentliche Hyperventilation beim gesunden Menschen (Abb. 26) beeinflußt die pulmonale Hämodynamik zwar nur wenig. Dagegen steigert analoge Hyperventilation Pulmonalarteriendruck, Kapillardruck und Gefäßwiderstand bei Patienten mit Bronchitis und Asthma in einem unerwarteten Maße, läßt aber den Blutfluß, bzw. das Herzzeitvolumen unverändert (Abb. 27). Bei asthmatischen Krisen im Rahmen von chronischer Bronchitis oder von Lungenemphysem fällt die Überhöhung des Alveolardruckes während Hyperventilation besonders drastisch aus, weil bei massiver Vergrößerung des Atemminutenvolumens und der damit verbundenen

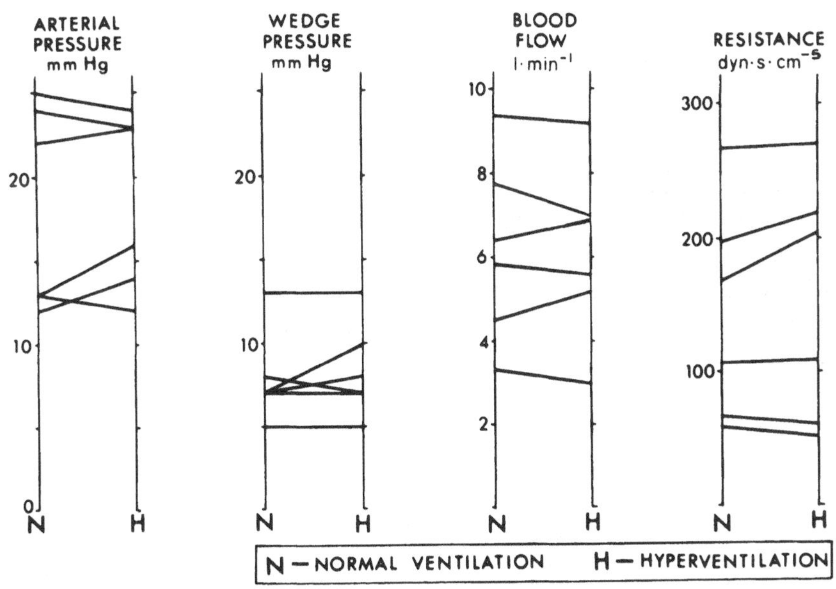

Abb. 25 Die Wirkung willkürlicher Hyperventilation auf die pulmonale Hämodynamik bei gesunden Versuchspersonen, s. Text [8].

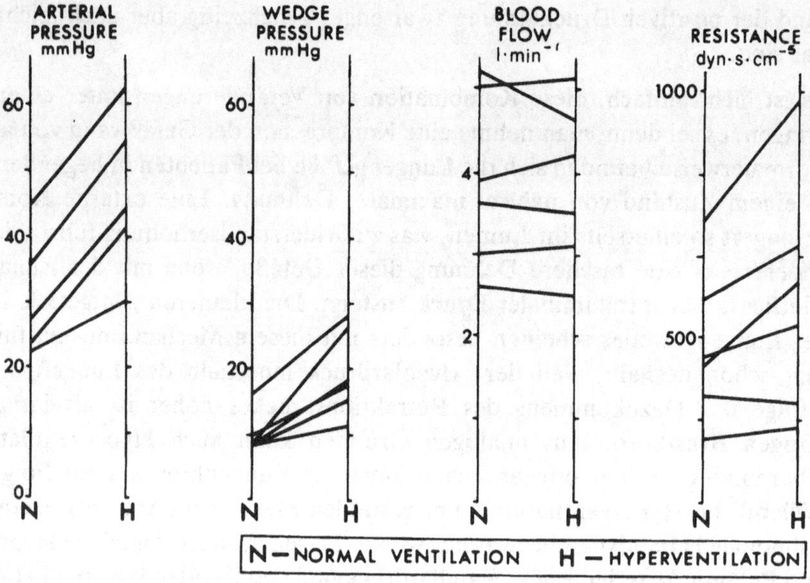

Abb. 26 Die Wirkung willkürlicher Hyperventilation auf die pulmonale Hämodynamik bei Patienten mit Atemwegsobstruktion, s. Text [8].

Beschleunigung der Exspiration der Ausatmungswiderstand infolge der Kollapsneigung der Atemwege ansteigt und die Ausatmungsanstrengung größer wird, was letztlich den Alveolardruck stark steigen läßt.

Pulmonale Hämodynamik im Asthmaanfall

Der schlüssige Beweis, daß die akute asthmatische Atemwegsobstruktion den Lungenkreislauf beeinflußt, läßt sich nur durch hämodynamische Untersuchung der Lungenzirkulation während eines asthmatischen Zustandes erbringen. Helander u. Mitarbeiter haben solche Untersuchungen an 17 Patienten vor und während einer asthmatischen Attacke durchgeführt. Bei 8 Patienten (Abb. 28) wurde die Asthmakrise durch Inhalation von Histamin provoziert, bei 9 Patienten trat der Asthmaanfall spontan auf oder wurde durch Inhalation eines spezifischen Allergens ausgelöst. Die Resultate der beiden Gruppen zeigen hinsichtlich der Hämodynamik interessante Unterschiede. Nach der asthmaerzeugenden Inhalation von Histamin (Abb. 28) steigt der pulmonal-arterielle Druck signifikant an und auch die Wedge-Pressure bzw. der Kapillardruck zeigt die Tendenz anzusteigen. Das Herzzeitvolumen bleibt dagegen unverändert. Der pulmonal-arterielle Gefäßwiderstand nimmt signifikant zu. Bei unverändertem bzw. konstantem Blutfluß muß dieser Resistanceanstieg einer Veränderung der Dehnbarkeitsverhältnisse der pulmonalen Widerstandsgefäße zugeordnet werden. Diese Effekte sind das Gegenteil von dem, was bei der Infusion von Histamin in den Kreislauf beobachtet

ASTHMA UND PULMONALE HÄMODYNAMIK

Anfall induziert durch Histamin-Inhalation (n=8)

	vor	während
PAP_m (mmHg)	17	29
PCVm (mmHg)	7	10
$\dot{Q}$ (l. min $^{-1}$)	5.8	6.2
PVR (dyn. sec. cm $^{-5}$)	161	243
Sa 02 (%)	95	91
Pa C02 (mmHg)	40	43
Resp. pulm.-art. Druckamplitude (mmHg)	10	28

Abb. 27 Die Wirkung des Asthmaanfalls auf den menschlichen Lungenkreislauf: Asthmakrise, erzeugt durch Histamin-Inhalation bei 8 Patienten: PAP_m = Pulmonal-arterieller Mitteldruck, PCV_m = Mittlere Wedge-Pressure bzw. mittlerer Lungenkapillardruck, $\dot{Q}$ (l, min)$^{-1}$ = Herzzeitvolumen, PVR = Pulmonaler Gefäßwiderstand [8, 9].

wird. Dabei sinkt der pulmonal-arterielle Widerstand, das Herzzeitvolumen steigt an und es entsteht erfahrungsgemäß kein Asthma. Offenbar ist der direkte Effekt von in die Zirkulation injiziertem Histamin auf den Lungenkreislauf vasodilatatorisch und die Zunahme der pulmonal-arteriellen Resistance nach Inhalation von Histamin ein sekundärer Effekt der konstriktiven Wirkung des Histamins auf die Atemwege.

Anläßlich des spontanen Asthmaanfalls oder der durch spezifisches Antigen ausgelösten Asthmakrise (Abb. 29), ist ebenfalls eine Zunahme des pulmonal-arteriellen Druckes zu beobachten, wenn auch von geringerem Ausmaß, als bei der Histaminprovokation. Die Veränderungen in den Blutgasen und die durch die Atmung ausgelöste pulmonal-arterielle Druckamplitude sind praktisch identisch. Hingegen sollte erklärt werden, weshalb der durch Histamin ausgelöste Bronchospasmus über den erhöhten Alveolardruck zur Kompression der Lungengefäße führt, nicht aber beim spontanen oder durch Allergen ausgelösten Bronchospasmus.

Möglicherweise läßt sich diese Diskrepanz dadurch erklären, daß beim spontanen bzw. durch Allergen ausgelösten Asthma das Herzzeitvolumen im Anfall im Gegensatz zu Histamin deutlich zunimmt. Unter diesen Umständen wird es in Anbetracht des gekrümmten Verlaufes der Beziehung zwischen Blutfluß und Druck in Gegenwart gesteigerter Alveolardrucke (vgl. Abb. 25) unmöglich, die Veränderungen der pulmonal-arteriellen Resistance als Änderungen der Dehnbarkeits-Charakteristika der pulmonalen Widerstandsgefäße zu interpretieren.

ASTHMA UND PULMONALE HAEMODYNAMIK

Spontaner Anfall bzw. induziert durch spezifisches Allergen (n = 9)

	vor	während
PAP_m (mmHg)	17	22
PCV_m (mmHg)	8	11
$\dot{Q}$ (l. min. $^{-1}$)	5.7	6.9
PVR (dyn. sec. cm $^{-5}$)	144	137
Sa O_2 (%)	94	88
Pa CO_2 (mmHg)	39	43
Resp. pulm.-art. Druckamplitude (mmHg)	14	31

Abb. 28 Die Wirkung des Asthmaanfalls auf den menschlichen Lungenkreislauf: Spontan oder nach Inhalation eines spezifischen Antigens eintretende Asthmakrise. Symbole s. Abb. 27 [8, 10].

Schlußfolgerungen

Die Erfassung der komplexen Wirkungen von akuter Bronchialobstruktion auf Lunge und kleinen Kreislauf setzt somit aufwendige und relativ komplizierte Testverfahren voraus.

Für die adäquate Kontrolle des Therapieerfolges bei der Atemwegsobstruktion genügen indessen einfache spirometrische Techniken wie FEV 1 und Peak Flow, die jederzeit auch dem praktisch tätigen Arzt zugänglich sind. Für die Vermeidung schwerer Schäden an Lungengewebe und pulmonaler Zirkulation ist auch im Falle des akuten Asthmas häufiger Gebrauch einfacher Funktionstests weit sinnvoller als die gelegentliche Durchführung hochentwickelter Prüfverfahren.

Literatur

[1] Ariens, E. J., J. Response to Orehek: Airways response to inhaled bronchoconstrictor drugs: Clinical measurement and standardization. In: Airway reactivity (F. E. Hargreave ed). Astra Pharmaceuticals Mississanga Ontario, Canada 1980.

[2] Bühlmann, A. A.: Pathphysiologie der Atmung bei Obstruktion der kleinen Atemwege. Asthma-Serie Wander, **2** (1980) 3.

[3] Burrows, B.: Airway obstruction. Current views in bronchopulmonary diseases. Medical College of Georgia 1982.

[4] Colebatch, H. J. H., I. A. Greaves, C. K. Y. Ng: Pulmonary mechanisms in diagnosis. In: Mechanisms of airways obstruction in human respiratory disease (M. A. De Kock, J. A. Nadel, C. M. Lewis, eds.) A. A. Balkema Cape-Town, Rotterdam 1979.

[5] Ferrer M. I.: Disturbances in the circulation in patients with cor pulmonale. Bull. N. Y. Acad. Med. **41** (1965) 942.

[6] Freedman, S., A. E. Tattersfield, N. B. Pride: Changes in lung mechanics during asthma induced by exercise. J. Appl. Physiol. **38** (1975) 974.

[7] Hahn, H. L.: Nonspecific bronchial challenge and bronchial hyperreactivity. In: Occupational Pulmonary Diseases. Focus on Grain Dust and Health (J. Dosman, D. Cotton, eds.). Academic Press, New York 1980.

[8] Harris, P., D. Heath: The human pulmonary circulation. Churchill Livingstone, London 1977.

[9] Helander, E., S. E. Lindell, B. Söderholm, et al.: Acta Allerg. **17** (1962) 112. In: The human pulmonary circulation, Churchill Livingstone London 1977, pp. 543/544 P. Harris, D. Heath.

[10] Helander, E., S. E. Lindell, B. Lindholm, et al.: The effects of Asthma on the human pulmonary circulation. Scand. J. Resp. Dis. **48** (1967) 45.

[11] Herzog, H., R. Keller: Pathophysiologische Grundlagen und Therapie der Bronchialstenose. Arch. klin. exp. Ohr-Nas.Kehlk.-Heilk. **199** (1971) 317.

[12] Herzog, H.: The Role of Bronchial Collapse in Chronic Obstructive Airway Disease. In: Report of the XIII World Congress on Diseases of the Chest, pp. 33–110. ACCP. Kyoto (Japan) 1979.

[13] Hogg, J. C., P. D. Paré, RC. Boucher et al.: Pathophysiology of airways obstruction in Primate Model of Asthma. In: Mechanisms of airways obstruction in human respiratory disease. M. A. de Kock, J. A. Nadel, C. M. Lewis, eds.). A. A. Balkema, Cape Town, Rotterdam 1979.

[14] Kanner, R. E., S. Watanabe: The role of the pulmonary function laboratory in patients with bronchial asthma. In: Bronchialasthma (M. E. Gershwin, ed.). Grune and Stratton, New York 1981.

[15] Keller R.: Ventilation und Atemmechanik bei obstruktiven Atemwegserkrankungen. In: Obstruktive Atemwegserkrankungen (H. Herzog, D. Nolte, O. P. Schmidt, eds.). Witzstrock, Köln 1979.
[16] Lane, D. J., A. Starr: Asthma – The facts. University Press, Oxford 1979.
[17] McFadden, E. R., H. A. Lyons: Arterial blood gas tensions in Asthma, New England J. Med. **278** (1968) 1027.
[18] McFadden, E. R., R. Kiker, B. Holmes et al.: Small airways disease. An assessment of the tests of peripheral airways function. Amer. J. Med. **57** (1974) 171.
[19] Nagasaka, Y., J. Bhattacharya, M. A. Cgopper, et al: Micropuncture measurement of lung microvascular pressure profile during hypoxia in cats. Fed. Proc. **42** (1983) 595.
[20] Pride, N. B.: Physiology. In: Asthma. (T. J. H. Clark, S. Godfrey, eds.) Chapman and Hall, London 1977.
[21] Reeves, J. T., B. M. Groves: Approach to the patient with pulmonary hypertension. In: Pulmonary Hypertension (E. K. Weir, J. T. Reeves, eds.). Futura Publishing Company Mount Kisco, New York 1985.
[22] Rodarte, J. R., R. Hyatt: Respiratory mechanics. ATS News **2** (1976) 18.
[23] Van de Woestijne, K. P.: Spécifité des tests proposés pour le dépistage de la maladie des petites voies aériennes. Bull. Eur. Physiopath. Resp. **12–13** (1976) 477.

Therapie des Status asthmaticus

G. König

Der Status asthmaticus ist die klinisch schwerste und bedrohlichste Form obstruktiver Atemwegserkrankungen. Die *Definitionen* des Status asthmaticus sind vielfältig. Wesentlich ist, daß es sich dabei um einen vital bedrohlichen Zustand handelt, der auf der Basis einer generalisierten Strömungsbehinderung in den Atemwegen entstanden ist und der durch einfache therapeutische Primärmaßnahmen, wie z. B. intravenöse Gabe von Theophyllin oder Inhalation von Beta-2-Sympathikomimetika nicht entscheidend zu beeinflussen ist. *Leitsymptom* ist die Dyspnoe. Giemende, pfeifende Atemgeräusche, die oft sogar auf Distanz wahrnehmbar sind, entstehen nur, solange noch ein relativ großes Atemzugvolumen aufgebracht werden kann. Die Abnahme des Atemvolumens und die auskultatorisch „stumme Lunge" sind Ausdruck eines höchstgradig alarmierenden Zustandes. Die Diagnose bereitet in der Regel keine großen Schwierigkeiten; die meisten der betroffenen Patienten haben eine – wenn auch oftmals kurze – Asthmaanamnese [7]. Dem Notfallcharakter entsprechend beschränken sich die initialen diagnostischen Maßnahmen auf die Abgrenzung gegenüber dem kardialen oder toxischen Lungenödem, der Lungenembolie, dem Pneumothorax, der Fremdkörperaspiration und Stenosen der oberen Luftwege. Atemmechanische oder spirometrische Parameter sind zur Diagnose nicht erforderlich; forcierte Atemmanöver müssen vermieden werden.

Das *klinische Bild des Status asthmaticus* resultiert aus der pathophysiologischen Trias: Ödem der Bronchialschleimhaut, Bronchospasmus und Dyskrinie. Gerade die Schleimobturation der Bronchien ist das wesentliche pathologisch anatomische Substrat beim Tod im Status asthmaticus [8] (Abb. 1). Behandlungsziel ist es, diese primären Störungen zu beseitigen und die daraus entstehenden Komplikationen, wie sie z. B. durch die arterielle Hypoxämie hervorgerufen werden können, zu verhindern.

Abhängig vom individuellen Zustand des Patienten, dem Ansprechen auf einzelne Therapiemaßnahmen und der vorausgegangenen Medikation, kommen die einzelnen Stufen des nachfolgend aufgeführten Therapieplanes zur Anwendung. Dieses Therapiekonzept stützt sich auf die Literatur und unsere Erfahrungen an jährlich ca. 25 Patienten im Status asthmaticus.

Die beta-2-selektiven Sympathikomimetika werden heute generell als Medikamente erster Wahl zur Behandlung der obstruktiven Bronchopneumopathie ange-

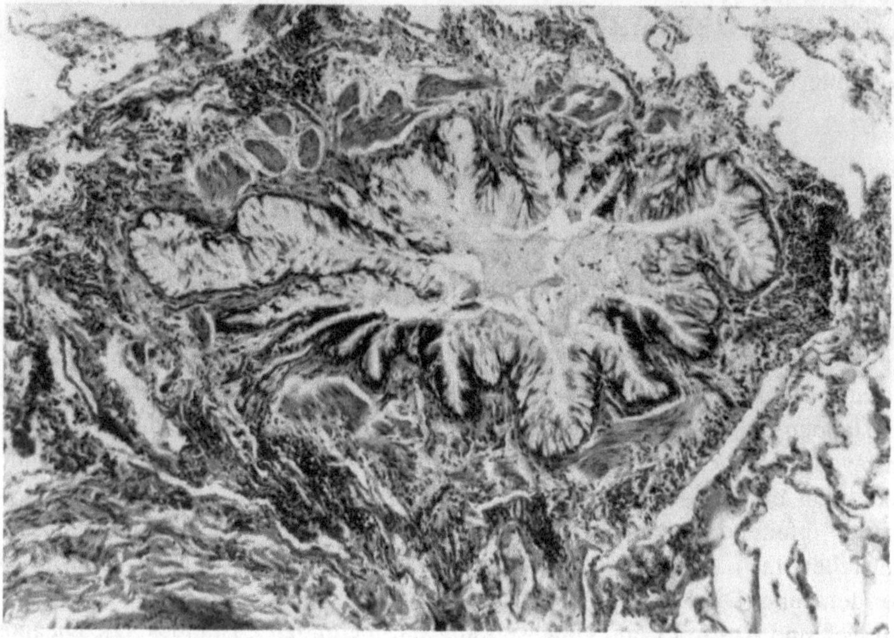

Abb. 1 Mikrofotogramm eines Bronchiolus bei Status asthmaticus. Verlegung der engen Lichtung durch eingedickte Schleimsubstanzen und Entzündungszellen. Starke Becherzellenhyperplasie in der sternförmig eingeengten Lichtung bei Muskelkonstriktion. Chronisch entzündliches Wandinfiltrat (van Gieson-Färbung, 50mal). (Prof. Dr. K.-M. Müller, Inst. f. Pathologie, Bergmannsheil, Bochum).

sehen [3, 15, 16]. Sowohl inhalative, orale, subkutane und intravenöse Applikation führen zur objektivierbaren Bronchospasmolyse [2, 5, 14, 18, 21, 37]. Für die Behandlung des lebensbedrohlichen Status asthmaticus unter intensivmedizinischen Bedingungen sehen wir die kontinuierliche, intravenöse Applikation als Methode der Wahl an. Dieses therapeutische Konzept ist in der Bundesrepublik Deutschland relativ neu. Durch intravenöse Applikation kann verglichen mit der inhalativen Gabe eine bessere Wirkung auf den Atemwegwiderstand erzielt werden [2, 37]. Dafür stehen vier Präparate zur Verfügung (Tab. 1). Nach unserer Erfahrung hat sich eine kontinuierliche, intravenöse Gabe von 2–4 mg/die, maximal 5 mg/die Fenoterol (Partusisten®) oder Terbutalin (Bricanyl®) bewährt. Engmaschige Kontrollen des Serumkaliumspiegels sind wegen der durch alle Sympathikomimetika verursachten Hypokaliämie [13, 17, 28] notwendig. Während der Behandlung ist eine Überwachung des Patienten mit Monitor, Kontrolle von Blutgasen und Säure-Basen-Haushalt, wie es auf Intensivstationen üblich ist, unverzichtbar. Ergänzend dazu geben wir inhalativ 3–5 gtt Fenoterol oder Salbutamol in 3 ml NcC1-Lösung (3–4mal pro Tag).

Mit Ausnahme einer Reanimationssituation und eventuell auch der topischen Anwendung sind die relativ selektiven Beta-2-Sympathikomimetika, den Substan-

Tabelle 1 Dosierungen von beta-Sympathikomimetika im Status asthmaticus bei intravenöser Applikation

Substanz	Bolus	Erhaltungsdosis	Literatur
Fenoterol[1]	0,15 mg	0,002 mg/kg KG/Std.	2
Reproterol[2]	–	3–7,5 µg/Min.	18
Salbutamol[3]	250 µg	2,5–5 µg/Min. max. 10 µg/Min.	14
Terbutalin[4]	250 µg	5–10 µg/Min. max. 20 µg/Min.	16
Fenoterol oder Terbutalin	(bis zu 0,25 mg)	2–4 mg/die	unser procedere

1 Partusisten®; die Zulassung als i. v.-applizierbarer Bronchodilatator steht noch aus.
2 Bronchospasim®
3 Sultanol® ist in der Bundesrepublik Deutschland nicht als i. v.-Lösung im Handel
4 Bricanyl® ist in der Bundesrepublik Deutschland bisher nur für die s. c.-Applikation zugelassen

zen wie Adrenalin oder Epinephrin, die gleichermaßen Beta-1- und Beta-2-Rezeptoren stimulieren, vorzuziehen. Überwiegt die kardiale Wirkung und nimmt das Herz-Zeitvolumen verhältnismäßig stark zu, ohne daß eine entsprechende Zunahme der Lungenbelüftung eintritt, kommt es zur Abnahme des Belüftungs-Durchblutungsverhältnisses und zur Zunahme der Hypoxämie. Dieser Effekt kann selbst unter Beta-2-Sympathikomimetika beobachtet werden [33].

Wenngleich *Theophyllin* in seiner objektivierbaren, bronchodilatatorischen Wirkung geringer wirksam ist als die Beta-2-Mimetika, kann in der Therapie des lebensbedrohenden Status asthmaticus nicht auf diese Substanzgruppe verzichtet werden. Vorwiegende Nachteile der Theophyllintherapie sind der relativ schmale therapeutische Bereich mit Nebenwirkungen an Herz und Zentralnervensystem und ein stark von individuellen Gegebenheiten abhängiger Metabolismus [30]. Die Unverträglichkeit des Lösungsvermittlers Äthylendiamin [11], spielt bei Gabe von entsprechend freien Spezialitäten keine Rolle. Die Kombination von Theophyllinen mit Beta-2-Sympathikomimetika wirkt im allgemeinen günstig [37, 38], wobei diese Auffassung durch neuere Untersuchungen jedoch nicht unwidersprochen bleibt [27]. Die initiale Theophyllindosis richtet sich nach Erfahrungswerten, wobei etwa 5,5 mg pro kg Körpergewicht als Bolus und 0,9 mg pro kg Körpergewicht pro Stunde als Erhaltungsdosis empfohlen werden [23]. Besteht eine Einschränkung der Leberfunktion oder eine Kardiomyopathie, soll die Dosis um 25–50% reduziert werden [20]. Diese Angaben dienen in der initialen Therapiephase als Orientierung. Zur Optimierung der Theophyllinbehandlung über längere Zeiträume geben die Blutspiegelbestimmungen nützliche Information. Ein Theophyllinspiegel von 10–20 mg/l wird angestrebt [16].

Als dritte Substanzgruppe kommen *Kortikosteroide* zur Anwendung, die im lebensbedrohenden Status asthmaticus absolut indiziert sind. Ein akuter Therapieeffekt ist nicht zu erwarten [22]. Eine Besserung der klinischen Symptomatik tritt auch nach klinischer Erfahrung erst ca. 48 Stunden später ein [16], wenngleich Untersuchungen vorliegen, die bereits nach 3 Stunden einen Effekt zeigen [25]. Als Initialdosis geben wir 1–1,5 mg Prednisolon-Äquivalent pro kg Körpergewicht.

Die *Dyskrinie* steht im Zentrum des pathophysiologischen Geschehens und stellt den markantesten pathologisch-anatomischen Befund von Todesfällen im Status asthmaticus dar [8]. Vordringlichste Maßnahme um ihr zu begegnen ist die ausreichende Hydratation des Patienten. Die Flüßigkeitszufuhr am ersten Tag sollte 2–4 l betragen, wobei eine sorgfältige kardiale Überwachung unverzichtbar ist. Zusätzlich empfiehlt sich die Inhalation von hypertoner, z. B. 1,2%iger NaCl-Lösung. Die systemische Gabe von Sekretolytica wirkt unterstützend, kann jedoch für sich allein die zuerst genannten Therapiemaßnahmen nicht ersetzen. Die inhalative Applikation von Sekretolytica führen wir nicht durch, da im Gefolge damit wiederholt eine Zunahme der Obstruktion beobachtet wurde.

Anticholinergica zeigen in einer Dosierung, wie sie für die Bronchodilatation erforderlich ist, bei systemischer Gabe atropinähnliche Nebenwirkungen, wie Tachykardien und Sekreteindickung [10]. Die parenterale Applikation im Status asthmaticus ist nicht indiziert. Von einer zusätzlichen inhalativen Gabe dieser Substanzen in Zusammenhang mit Beta-2-Mimetika kann ein additiver Effekt erwartet werden [36].

Das Problem der konsekutiven CO_2-Retention mit Azidose und Narkose unter hochdosierter *Sauerstoffgabe* ist seit Jahren bekannt [4]. Liegt eine Hypoxämie vor oder eine Normoxämie bei starker Hyperventilation, sollte unter klinischer Überwachung und regelmäßigen Blutgaskontrollen, niedrig dosiert Sauerstoff über die Nasensonde oder Maske gegeben werden. Bei alveolarer Hypoventilation ist es zunächst naheliegend, die IPPB-Beatmung zu versuchen. Die Erfahrung zeigt aber, daß es meist nicht gelingt, die Beatmungssituation entscheidend zu bessern [32]. Allerdings können Bronchodilatatoren effektiver intrabronchial appliziert werden als mit Handverneblern [29, 32].

Azidosetherapie? Eine respiratorische Azidose ist Ausdruck einer respiratorischen Globalinsuffizienz und bedarf der Beatmung. Ein Azidoseausgleich, z. B. durch Natriumbicarbonat ist nur bei metabolischer Azidose sinnvoll und erforderlich, da im sauren Milieu mit einer verminderten Wirkung von Sympathikomimetika zu rechnen ist.

Persistiert unter diesen therapeutischen Maßnahmen die instabile respiratorische Situation, zeigt der Patient eine progrediente Erschöpfung oder setzt eine klinische Verschlechterung ein, so ist die *Intubation und Beatmung* unumgänglich. Die klinische Entwicklung spricht auch für eine Intubation, wenn subjektiv die Dyspnoe unverändert fortbesteht und das Atemgeräusch leise, bzw. nicht mehr hörbar wird, oder der Patient eintrübt. Die Blutgaswerte ($paO_2 < 60$ mmHg, $PaCO_2 >$ 45–50 mmHg) können dabei nur als Orientierung angesehen werden. Eine vorbestehende, chronisch-respiratorische Partial- oder Globalinsuffizienz wird zu einem individuell abweichenden Vorgehen führen. Für die Intubation ist ein Tubus mit einer lichten Weite von größer 8 mm günstig, da dadurch eine Bronchoskopie unter Beatmung ohne vorherige Umintubation möglich wird. Die Kontrolle von Tubuslage, Kreislaufparametern und Blutgasen ist obligat. Anzustreben ist ein paO_2 von etwa 70 mmHg bei normalem pCO_2. Bleibt auch dann noch die respiratorische Insuffizienz intraktabel oder sind konstant Beatmungsdrucke von mehr als 40 mmHg erforderlich, so ergibt sich zwingend die Indikation zur *Bronchoskopie mit Bronchiallavage.* Wir führen diesen Eingriff unter volumengesteuerter Beatmung mit FiO_2 von 1,0 durch. Dadurch können in der Regel adäquate Blutgase auch während der Bronchoskopie aufrecht erhalten werden [1]. Ein Fiberbronchoskop wird über ein T-Stück, das mit einem Gummiring abgedichtet wird, in das Bronchialsystem eingeführt. Zunächst wird versucht, das freie Sekret abzusaugen. Ist der einsehbare Bereich frei, werden zunächst die Unterlappen mit jeweils etwa 20 ml NaCl gespült. Dabei gelingt es oft, noch erhebliche Sekretmengen zu entfernen. Die gesamte applizierte Spülflüssigkeit sollte in einer Sitzung 150–200 ml nicht überschreiten. Es hat sich nach unserer Erfahrung bewährt, schrittweise vorzugehen und nach einigen Minuten das Bronchoskop immer wieder kurzzeitig aus dem Beatmungssystem zu entfernen um dadurch die Oxygenierung zu optimieren. In den meisten Fällen gelingt es so, durch Absaugen und Spülen das Sekret zu entfernen. Nur selten wird der Zusatz von Sekretolytica (cave: Verschlechterung des Bronchospasmus) erforderlich. Es hat sich bewährt, der Spüllösung einige Tropfen (5–10 Tropfen pro 100 ml) einer Inhalationslösung von Beta-2-Sympathicomimetika (Fenoterol, Salbutamol) zuzusetzen. Bei extremem Bronchialschleimhautödem kann anstelle von Beta-2-Mimetika auch eine verdünnte Adrenalinlösung gegeben werden.

Dieser zuletzt genannte, invasive therapeutische Schritt wird sicherlich zu wenig praktiziert, wenn man sich vor Augen hält, daß etwa 12% der Patienten im Status asthmaticus trotz intensivmedizinischer Maßnahmen und Beatmung versterben [26]. In der Literatur liegen bislang allerdings noch keine Daten vor, die die Wertigkeit dieser Maßnahme objektiv beurteilen lassen. In unserer Klinik wurden von 1980 bis 1983 37 Eingriffe in 20 Fällen von anderweitig intraktablem Status asthmaticus erforderlich. Durchschnittlich waren 1,85 Eingriffe nötig, um die akute Situation eines Status asthmaticus zu beherrschen. Dabei gelang es – mit Ausnahme eines Falles – immer den Status asthmaticus zu durchbrechen. Die Entfernung von Mucus aus den Bronchien hat zum Ziel, die alveolare Ventilation zu verbessern. In unserem Patientengut konnten wir 20 Patienten mit initialer Hyperkapnie beobachten (Abbildungen 2a, 2b). Während des Eingriffes und kurz

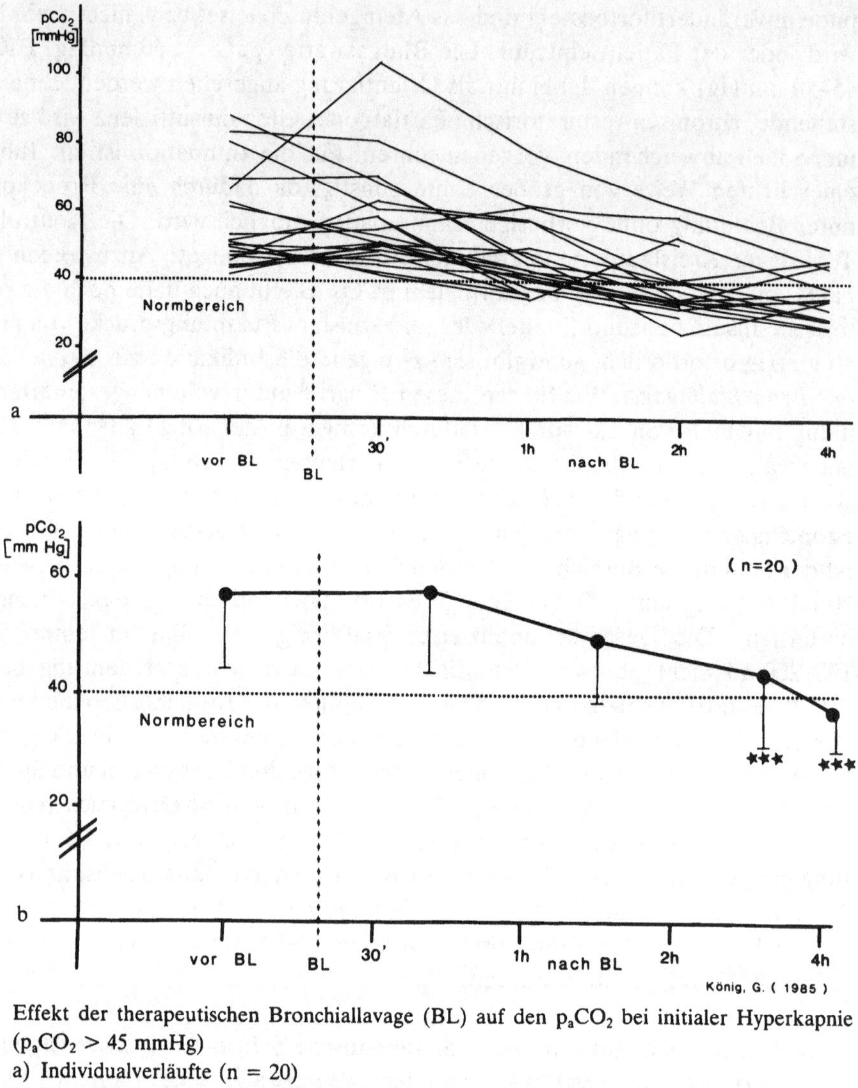

Abb. 2 Effekt der therapeutischen Bronchiallavage (BL) auf den p_aCO_2 bei initialer Hyperkapnie ($p_aCO_2 > 45$ mmHg)
a) Individualverläufte (n = 20)
b) M + SD (*** = $p < 0{,}001$).

danach kann noch nicht mit einer wesentlichen Besserung gerechnet werden, da die Beatmungssituation durch die mechanische Behinderung der Beatmung mit dem Bronchoskop sogar kurzzeitig verschlechtert werden kann. In wenigen Stunden zeigt sich aber bereits ein kontinuierlicher Abfall des arteriellen Kohlensäurepartialdruckes.

Elf Patienten, bei denen Beatmungsdrucke zwischen 40 und 65 mmHg nicht zu vermeiden waren, zeigen rasch nach Bronchiallavage eine signifikante Abnahme

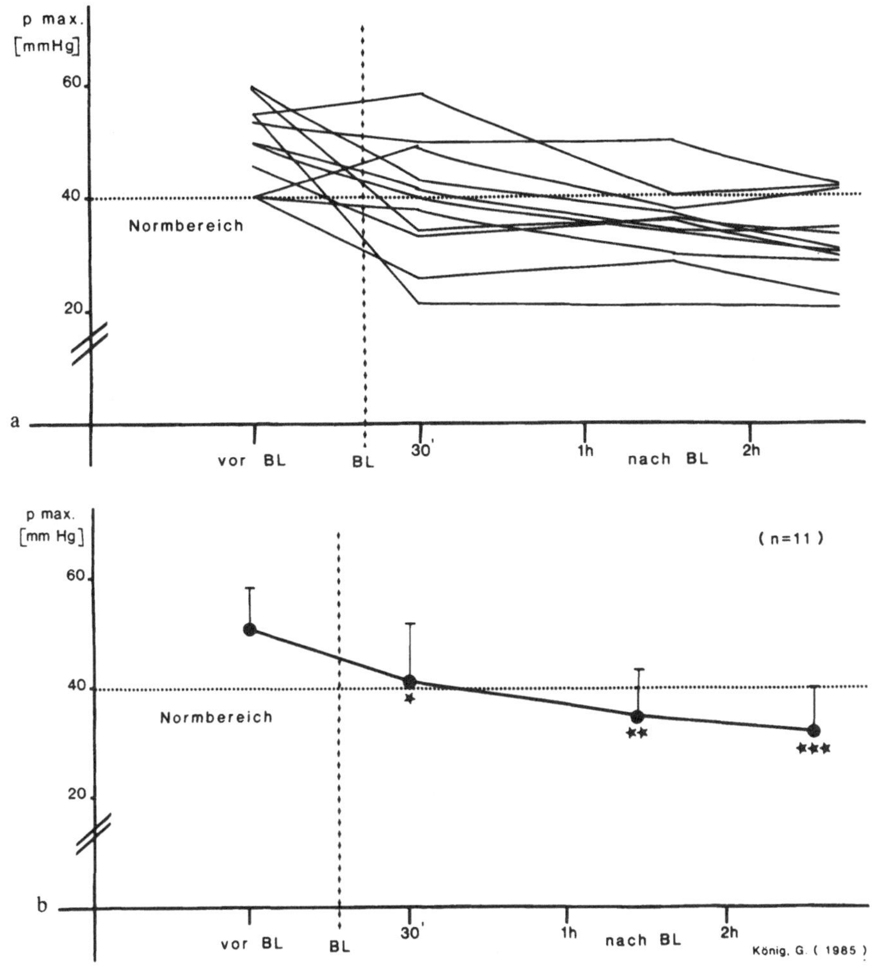

Abb. 3 Effekt der therapeutischen Bronchiallavage (BL) auf dem maximalen Beatmungsdruck bei initial erhöhten Ausgangswerten (p > 40 mmHG)
a) Individualverläufe (n = 11)
b) M + SD (* = p < 0,05; ** = p < 0,01; *** = p < 0,001).

der maximalen Beatmungsdrucke (Abbildungen 3a, 3b). Gefahren, die aus dieser Methode resultieren, sind die kurzzeitige Verschlechterung der Ventilation. Eine möglichst kurze Untersuchungsdauer und eine Beatmung mit 100% Sauerstoff wirken diesen Gefahren entgegen. Wesentliche, insbesondere lebensbedrohliche Komplikationen haben wir mit diesem Eingriff bislang nicht beobachtet. Auf unterstützende und allgemeine Maßnahmen bei der Behandlung des Status asthmaticus kann ich abschließend nur noch stichwortartig eingehen: Eine wesentliche Unterstützung ist von der *physikalischen Behandlung* mit Klopf- und Vibrationsmassagen zu erwarten. Da in den meisten Fällen eine infektgetriggerte Exazerbation des Krankheitsbildes besteht, ist oftmals auch eine *antibiotische Therapie* erforderlich.

Die Kenntnis häufiger *Fehler, Gefahren* und *Komplikationen* im Zusammenhang mit der Behandlung des Status asthmaticus hilft zudem, die Therapie zu optimieren. Untersuchungen aus Großbritannien zeigen, daß in den allermeisten Fällen von Status asthmaticus mit Todesfolge der Krankheitszustand vom Patienten und vom Arzt unterschätzt wurde [7, 9, 19, 24]. Die Erkenntnisse der letzten Jahre, insbesondere aus Großbritannien, sprechen auch dafür, daß für den Tod im Status asthmaticus in erster Linie die fehlende oder die unzureichende Behandlung verantwortlich ist. Eine Überdosierung von Sympathikomimetika als Todesursache, wie dies als Ursache für den Anstieg der Asthmamortalität in den sechziger Jahren in England diskutiert wird [6], spielt nach diesen neueren, britischen Erhebungen keine Rolle. Ein häufiger Therapiefehler ist auch die unkritische Sedierung der Patienten ohne gleichzeitige Beatmungsbereitschaft. Zahlreiche Todesfälle im Status asthmaticus werden damit in Zusammenhang gebracht [12, 24]. Die Einnahme analgetikahaltiger Medikamente bei Aspirin-sensitiven Personen kann katastrophale Folgen nach sich ziehen [6]. Auch die Entwicklung eines Pneumothorax kann übersehen werden [6]. Prädisponierend für diese Komplikationen sind die hohen Beatmungsdrucke aber auch ärztliche Maßnahmen, wie z. B. die Anlage eines zentralvenösen Zuganges über die Vena subclavia. Dieses Verfahren ist unseres Erachtens bei Patienten mit obstruktiven Atemwegserkrankungen absolut kontraindiziert.

Zusätzliche Probleme wirft der multimorbide Patient auf. Die Adaption der Medikation an die Erfordernisse der obstruktiven Atemwegserkrankung ist notwendig. Z. B. kann ein Betablocker durch Nifedipin oder Nitropräparate ersetzt

Tabelle 2 Therapie des Status Asthmaticus

1. Konventionelle Therapie β_2-Sympathikomimetika i. v. Theophyllin i. v. Corticoide i. v. Flüssigkeit, Sekretolyse
2. Intubation, Beatmung wenn: persistierende resp. Insuff. Erschöpfung, Eintrübung Sekretretention
3. Bronchiallavage wenn: trotz 1. und 2. keine Besserung Verschlechterung Sekretretention Beatmungsdrucke >40 mmHg

werden, die auch einen geringen bronchodilatatorischen Effekt haben [34]. Selbst die topische Anwendung von Betablockern oder carbacholhaltigen Augentropfen führt zur Verschlechterung der obstruktiven Komponente [35]. Auf H_2-Blocker sollte aus der Kenntnis heraus, daß dadurch eine Zunahme der bronchialen Reagibilität gesichert ist, verzichtet werden [31].

Tabelle 2 faßt die wesentlichsten Punkte der Stufentherapie des Status asthmaticus zusammen. Die erste Phase der konventionellen Therapie umfaßt die parenterale Applikation von Beta-2-Sympathikomimetika, Theophyllin und Kortikoiden. Der Dyskrinie wird durch erhöhte Flüßigkeitszufuhr, Inhalation von hypertoner Kochsalzlösung und parenterale Gabe von Sekretolytica entgegengewirkt. Der zweite Therapieschritt mit Intubation und Beatmung wird notwendig, wenn durch die vorgenannten Therapiemaßnahmen die Situation nicht beherrscht werden kann, eine Verschlechterung eintritt oder eine ausgeprägte Sekretretention das klinische Bild bestimmt. Gelingt es auch damit nicht, eine Besserung zu erzielen, oder kommt es zur kontinuierlichen Verschlechterung, so ist die Bronchiallavage mit Absaugen des Sekretes und Spülen der Atemwege die letzte und oftmals lebensrettende Maßnahme.

Literatur

[1] Barrett, C. R., I. I. Vecchione, A. L. Lomis-Bell: Fiberoptic bronchoscopy for airway management during acute respiratory failure. Am. Rev. Respir. Dis. **109** (1974) 429.

[2] Baur, X., D. Mernitz, G. Fruhmann: Intravenöse Applikation von Beta-2-Sympathikomimetika im Status asthmaticus. Verh. Dtsch. Ges. Inn. Med. **90** (1984) 1094–1095.

[3] Baur, X, G. Fruhmann: Neuzeitliche Therapie des Asthma bronchiale. Dtsch. Ärzteblatt **77** (1980) 2475.

[4] Beale, H. D., I. W. Schiller, M. H. Halperin et al.: Delirium and coma precipitated by oxygen in bronchial asthma complicated by respiratory acidosis. N. Engl. J. Med. **19** (1951) 710.

[5] Becker, A. B., N. A. Nelson, F. E. R. Simons: Inhaled salbutamol (albuterol) vs injected epinephrine in the treatment of acute asthma in children. J. Perinat. **102** (1983) 465.

[6] Benatar, S. R.: Fatal asthma N. Engl. J. Med. **314** (1986) 423–429.

[7] British Thoractic Association: Death from asthma in two regions of England. Brit. Med. J. **285** (1982) 1251–1255.

[8] Cardell, B. S., R. S. B. Pearson: Death in asthmatics. Thorax **14** (1959) 341–352.

[9] Cochrane, G. M., T. J. H. Clark: A survey of asthma mortality in patients between ages 35 and 64 in the Greater London hospitals in 1971. Thorax **30** (1975) 300–305.

[10] Daum, S.: Persönliche Mitteilung.

[11] Elias, J. A., A. I. Levinson: Hypersensitivity reactions to ethylenediamine in aminophylline. Am. Rev. Respir. Dis. **123** (1981) 550.

[12] Faling, L. J.: The role of sedatives and implications of ventilatory control in status asthmaticus. In: Status asthmaticus. (E. B. Weiss, Hrsg.) 267. University Press, Baltimore 1978.

[13] Ferlinz, R., H. J. Stadeler, H. Schnitzler et al.: Der Einfluß von Th 1165a (Berotec®) auf Serum-Kalium und Blutzucker. Int. J. Clin. Pharmacol. Beiheft **4** Berotec (1972) 59–61.

[14] Fitchett, D. H., M. W. McNichol, J. F. Riordan: Intravenous salbutamol in management of status asthmaticus. Br. Med. J. **1** (1975) 53.

[15] Fruhman, G., X. Baur, J. Albrecht et al.: Behandlung des Status asthmaticus in der Klinik. Münchn. Med. Wschr. **124** (1982) 407.
[16] Georg, J.: The treatment of status asthmaticus. Allergy, **36** (1981) 219.
[17] Haalboom, J. R. E., M. Deenstra, A. Struyvenberg: Hypokalaemia induced by inhalation of fenoterol. The Lancet 1985 (1985) 1125–1127.
[18] Jansen, W., R. Thoma, H. J. Küpper et al.: Der Einfluß von Reproterol und Aminophyllin auf Hämodynamik und Atemwiderstand bei Patienten mit chronisch obstruktiver Lungenerkrankung. Intensivmed. **19** (1982) 245.
[19] Johnson, A. J., A. J. Nunn, A. R. Somner et al.: Circumstances of death from asthma. Brit. Med. J. **288** (1984) 1870–1872.
[20] Jusko, W. J., J. R. Koup, J. W. Vance et al.: Intravenous theophylline therapy: nomogram guidelines. Ann. Int. Med. **86** (1977) 400.
[21] König G., R. Mauermayer, G. Fruhmann: Bronchodilatatorischer Effekt von Fenoterol und Salbutamol in Pulverform beim Allergen-induzierten Bronchospasmus. In: Inhalationskapseln in der Asthma-Therapie. (R. Wettengel, B. Markowetz, A. Lichterfeld, Hrsg.) Gedon & Reuss, München 1982.
[22] McFadden E. R., R. Kiser, W. J. DeGroot, et al.: A controlled study of the effects of single doses of hydrocortisone on the resolution of acute attacks of asthma. Am. J. Med. **60** (1976) 52.
[23] Mitenko, P. A., R. I. Ogilvie: Rational intravenous doses of theophylline. N. Engl. J. Med. **289** (1973) 600.
[24] Ormerod, L. P., D. E. Stableforth: Asthma mortality in Birmingham 1975–7, 53 deaths. Br. Med. J. **8** (1980) 687–690.
[25] Pierson, W. E., C. W. Bierman, V. C. Kelley: A double-blind trial of corticosteroid therapy in status asthmaticus. Pediatrics **54** (1974) 282.
[26] Sheehy, A. F., R. DiBenedetto, S. Lefrak, et. al.: Treatment of status asthmaticus Arch. Int. Med. **130** (1972) 37–42.
[27] Siegel, D., D. Sheppard, A. Gelb, et al.: Aminophylline increases the toxicity but not the efficacy of an inhaled beta-adrenergic Agonist in the treatment of acute exacerbations of asthma. Am Rev. Respir. Dis. **132** (1985) 283–286.
[28] Smith, S. R., C. Ryder, M. J. Kendall, et. al.: Cardiovascular and biochemical responses to nebulised salbutamol in normal subjects. Br. J. Clin. Pharmac. **18** (1984) 641–644.
[29] Stein, M., C. Gelbard: The role of IPPB in acute asthma. In: p. 279 Status asthmaticus (E. B. Weiss, Hrsg.). University Press, Baltimore 1978.
[30] Stirt, J. A., S. F. Sullivan: Aminophylline. Anesth. a. Analgesia **60** (1981) 587–602.
[31] Stücker, U., V. Sill: Der Einfluß eines H_2-Rezeptorenantagonisten auf die bronchiale Reagibilität beim Histamin-Provokationstest. Praxs u. Klin. d. Pneumologie **38** (1984) 132–135.
[32] Tabb, W. C., J. L. Guerrant: Life-threatening asthma. J. Allergy. **42** (1968) 249.
[33] Tal, A., H. Pasterkamp, F. Leahy: Arterial oxygen desaturation following salbutamol inhalation in acute asthma. Chest **86** (1984) 868–869.
[34] Tullett, W. M.: Isosorbide dinitrate and isoxsuprine in exercise induced asthma. Br. Med. J. **286** (1983) 1934–1935.
[35] Vonvil, A., M. Landolt, J. Flammer, et al.: Bronchokonstriktorische Nebenwirkungen von Timolol-Augentropfen bei Patienten mit obstruktiven Lungenerkrankungen. Schw. Med. Wschr. **111** (1981) 665–669.
[36] Ward, M. J., P. H. Fentem, W. H. R. Smith, et al.: Ipratropium bromide in acute asthma. Br. Med. J. **282** (1981) 598.
[37] Williams, S., A. Seaton: Intravenous or inhaled salbutamol in severe acute asthma? Thorax **32** (1977) 555.
[38] Wolfe, J. D., D. P. Tashkin, B. Calvares, et al.: Bronchodilator effects of terbutaline and aminophylline alone and in combination in asthmatic patients. N. Engl. J. Med. **298** (1978) 363.

Lungenkomplikationen bei AIDS

H. G. Hoffmann

Mit der Isolierung eines Retrovirus, das „Lymphadenopathie assoziiertes Virus" (LAV) benannt wurde, (1983 durch L. Montagnier aus dem Lymphknoten eines an Lymphadenopathiesyndrom Erkrankten und des wahrscheinlich identischen Human-T-lymphotropic-Virus III (HTLV-III) 1984 durch R. Gallo) wurde mit großer Wahrscheinlichkeit die Ätiologie eines Krankheitsbildes geklärt, das im Mai 1981 erstmals in den USA beobachtet und beschrieben wurde. Es handelte sich da um das auffällig gehäufte Auftreten von Pneumocystis carinii-Pneumonien, Candidiasis der Schleimhäute und Kaposi Sarkom auf dem Boden einer erworbenen

Tabelle 1 Lungenkomplikationen bei AIDS

1. *Protozoen- und Helmintheninfektionen*
   Cryptosporidiosis (Diarrhoe >1 Monat)
   Pneumocystis carinii pneumonie
   Strongyloidosis (Pneumonie, ZNS-Infektion, disseminierte Infektion)
   Toxoplasmose (Organinfektion ausgenommen Leber-, Milz-, Lymphknoteninfektion)
2. *Pilzinfektionen*
   Candidiasis (Oesophagitis)
   Cryptococcose (ZNS-Infektion, disseminierte Infektion)
3. *Bakterielle Infektion*
   Mycobacterium avium intracellulare (disseminierte Infektion)
4. *Virale Infektionen*
   Cytomegalie (Organinfektionen außer Leber-, Milz-, Lymphknoteninfektion)
   Herpes simplex (mucocutane ulcera >1 Monat, pulmonale, gastrointestinale oder disseminierte Infektion)
   progressive multifocale Leukencephalopathie (Papova?)
5. *Krebs*
   Kaposi Sarkom
   primäres Lymphom d. Gehirns
6. *Andere opportunistische Infektionen*
   disseminierte Histoplasmose
   bronchiale und pulmonale Candidiasis
   Isosporiasis (Diarrhoe >1 Monat)
7. *Chronische lymphatische interstitielle Pneumonie*
   (>2 Monate, bei Kindern unter 13 J.)
8. *Non Hodkin Lymphome*
   malignes lymphoblastisches Lymphom
   immunoblastisches malignes Lymphom (nicht T-Zelltyp)

Immunschwäche, von der homosexuelle Männer befallen wurden, die bis zu diesem Zeitpunkt gesund waren.

Bereits vor der Entdeckung des ätiologischen Agens wurde von den Centers for Disease Control in Atlanta eine Definition des „Acquired Immunedeficiency Syndrome" (AIDS) eingeführt, die die wissenschaftliche Untersuchung dieser neuen, mit hoher Letalität verbundenen Epidemie ermöglichen sollte. Diese Definition brauchte auch nach der Entdeckung des LAV/HTLV-III kaum verändert zu werden (Tab. 1).

Mit der Möglichkeit des serologischen Nachweises einer LAV/HTLV-III-Infektion wurde klar – was auch schon aufgrund der klinischen Beobachtungen zu vermuten war – daß die Infektion mit LAV/HTLV-III verschiedene Infektionszustände beim Infizierten verursachen kann. Neben dem Vollbild von AIDS ist auch das einfache Trägertum ohne jegliche Krankheitszeichen oder auch der sog. AIDS-related Complex (ARC); auch als Lymphadenopathiesyndrom (LAS) bezeichnet, möglich. Dessen Definition, die nicht überall einheitlich ist, ist in Tabelle 2 dargestellt. Allen Zuständen gemeinsam ist die Tatsache, daß der in der Praxis durchgeführte HTLV-III-Antikörpernachweis in der Regel auch mit der Präsens des Virus verbunden ist – unterschiedlich zu den meisten anderen Viruskrankheiten. Das bedeutet, daß Blut und möglicherweise andere Körperflüssigkeiten als infektiös anzusehen sind.

Tabelle 2 Lungenkomplikationen bei AIDS

zwei klinische Befunde	plus	zwei pathologische Laborbefunde
Fieber >39°C ≥3 Monate		T_4-(Helfer) Zellen <400/mm³
Gewichtsverlust >10%		T_4/T_8 (Helfer/Suppressor) Ratio <1,0
Lymphknotenschwellung ≥3 Monate		Leuko-, Thrombozytopenie, Anämie
Diarrhoe		Erhöhung der Serumglobuline
Abgeschlagenheit		Anergie bei Hauttests
Nachtschweiß		

Ohne die vielen virologischen, epidemiologischen und immunologischen Aspekte dieser neuen Infektionskrankheit zu erwähnen, möchte ich nun auf die Lungenkomplikationen bei AIDS eingehen. Wie aus der Definition von AIDS hervorgeht, begegnen uns hier Infektionen und Tumoren, die wir beim immunkompetenten Patienten nicht sehen. Ursache ist eine durch die LAV/HTLV-III-Infektion bedingte Abnahme der T_4-Helfer-Zellen, die neben der absoluten Verminderung auch zu einer Umkehr des Verhältnisses T_4-Helfer-Zellen zu T_8 Suppressor-Zellen führt. Da die T_4-Zellen eine zentrale Rolle in der Immunabwehr spielen, ist diese jedoch nicht nur auf zellulärer, sondern auch auf humoraler Ebene gestört (Abb. 1). In bezug auf Lungenkomplikationen müssen wir deshalb bei AIDS-Patienten neben atypisch verlaufenden üblichen Infektionen mit den bereits er-

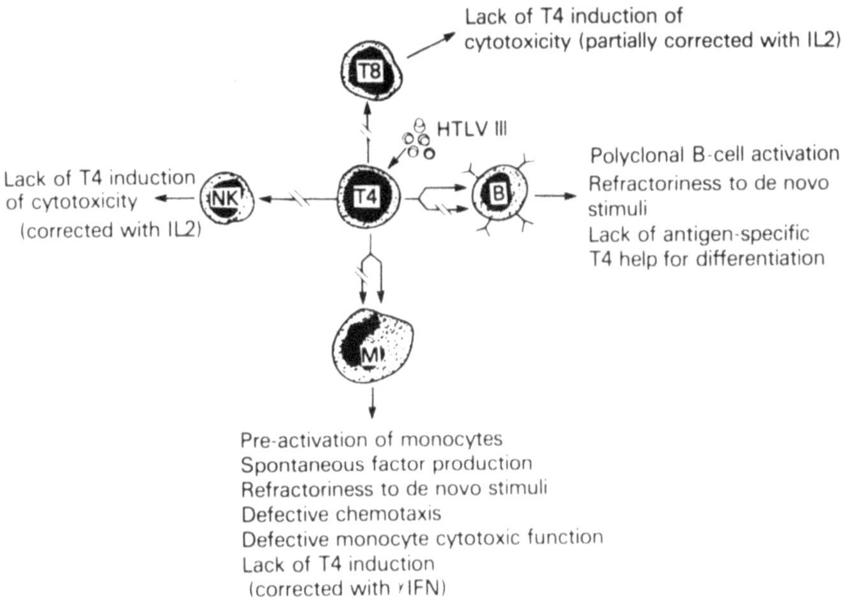

Abb. 1 Lungenkomplikationen bei AIDS.

Tabelle 3 Lungenkomplikationen bei AIDS

Pneumocystis carinii Pneumonie	373
ohne zusätzliche Infektion	255
mit zusätzlichen Infektionen	118
Cytomegalovirus	50
Mycobacterium avium intracellulare	37
Mycobacterium tuberculosis	15
Legionella	9
Cryptococcus	8
andere	3
andere pulmonale Infektionen	93
Mycobacterium avium intracellulare	37
Cytomegalovirus	18
Cytomegalo./M. avium intrac.	5
unspez. Bakterien	11
Legionella	10
Pilze	6
Mycobacterium tuberculosis	4
Herpes simplex	2
Toxoplasmose	1
Kaposi Sarkom	36

Art und Zahl pulmonaler Manifestationen bei 441 AIDS-Patienten

Tabelle 4 Lungenkomplikationen bei AIDS

Diagnose	Erreger	Untersuchungsmaterial	Autor
Tracheobronchitis	Cryptosporidien	Sputum, Schleimhautbiopsie	Forgacs, P., 1983
adenosquamöses Carcinom der Lunge	–	Röntgen, Medialstinal-LK	Irwin, L. E., 1984
lymphoide interstitielle Pneumonie	LAV/HTLV III?	bronchoalveoläre Lavage	Ziza, J. M., 1985
lymphoide interstitielle Pneumonie (Kinder mit AIDS)	EBV	Lungengewebe	Andiman, W. A., 1985

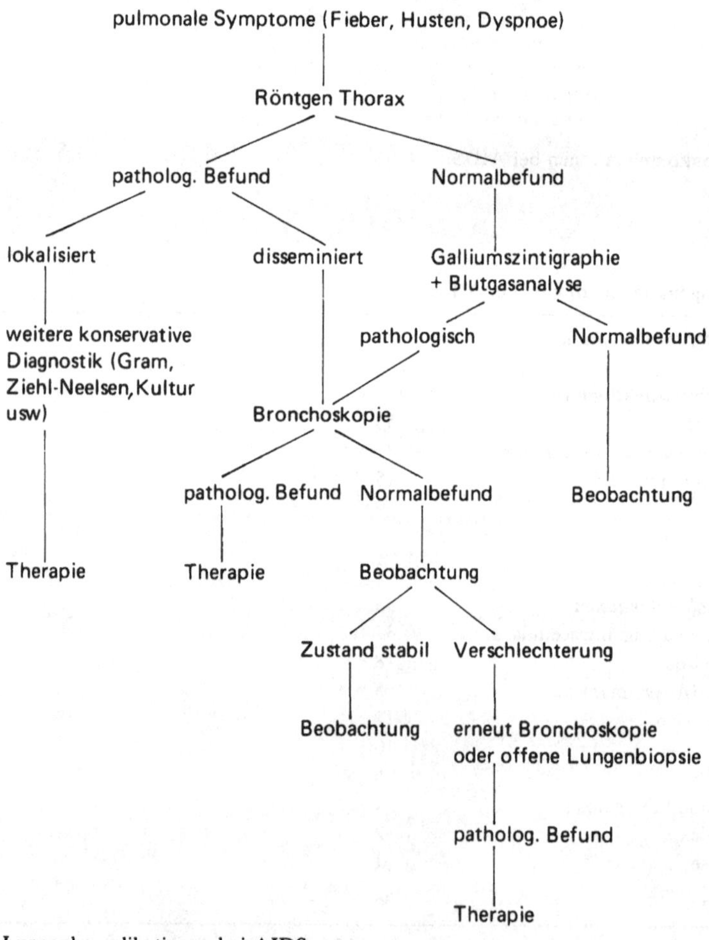

Abb. 2 Lungenkomplikationen bei AIDS.

Tabelle 5 Therapie häufiger Infektionen bei AIDS-Patienten (n. Masuhr, H. in DeVita, V. T., Hellman, S., Rosenberg, St. A.: AIDS. J. B. Lippincott Comp. Philadelphia, 1985)

Clinical manifestations	Drug	Usual daily adult dose	Interval between divided doses	Route	Minimum[1] duration
Protozoa					
Pneumocystis pneumonia	Trimethoprimsulfamethoxazole and/or	20 mg/kg trimethoprim with 100 mg/kg sulfamethoxazole	q 8h	IV, PO	21 days
	pentamidine isethionate[4]	4 mg/kg	q d	IM (IV)[2]	21 days
Toxoplasmosis	Pyrimethamine and	75 mg once, then 25 mg	q d	PO	28 days
	sulfadiazine	4 g	q 6h	PO	28 days
Cryptosporidiosis	?Spiramycin	3 g	q 8h	PO	14 days
Fungal					
Oral thrush (*Candida*)	Nystatin or	3×10^6 units	q 4h	PO	7–10 days
	ketoconazole	200–400 mg	q 12h	PO	7–10 days
Candida esophagitis	Amphotericin B or	0,6 mg/kg	q d	IV	7–10 days
	ketoconazole	400 mg	q 12h	PO	7–12 days
Disseminated candidiasis	Amphotericin B	0,6 mg/kg	q d	IV	42 days
Cryptococcosis	Amphotericin B and	0,3 mg/kg	q d	IV	42 days
	flucytosine	150 mg/kg	q 6h	PO, IV	42 days
Viral					
Mucocutaneous herpes simplex	Acyclovir	15 mg/kg	q 8h	IV	7 days
Disseminated herpes zoster	Acyclovir	15–30 mg/kg	q 8h	IV	7 days
Bacterial					
Mycobacterium aviumintracellulare	No drug combinations are known to be effective[3]				
	?Ansamycin[4] and	150–300 mg	q 24h	PO	?
	?Clofazimine[4]	100–500 mg	q 24h	PO	?
Mycobacterium tuberculosis	INH and	300 mg	q 24h	PO	18 months
	Rifampin and	600 mg	q 24h	PO, IV	18 months
	Ethambutol	15 mg/kg	q 24h	PO	18 months

[1] Optimal duration of therapy in AIDS patients is not well established.

[2] Causes profound hypotension. In urgent situations may be given IV by slow (30–60 min) infusion and intensive monitoring.

[3] No regimen has been shown to be clinically or microbiologically efficacious. Listed drugs often have adequate *in vitro* activity, and appear to be the most logical empirical regimen.

[4] Investigational drugs.

wähnten opportunistischen Infektionen rechnen, deren Zahl sich bei der weiteren Beobachtung der Krankheit noch erhöhen dürfte.

Lungenkomplikationen sind die häufigsten lebensbedrohlichen Prozesse bei AIDS-Kranken. In einer Untersuchung von K. Welch war bei 36 AIDS-Toten in 64% eine Infektion des Respirationstraktes die Todesursache. Eine andere Studie fand unter 1067 AIDS-Patienten 441 (41%) mit einer schweren Lungenerkrankung (Tab. 3). Die Pneumocystis carinii Pneumonie ist die häufigste Komplikation, die ja auch bei der Erstbeschreibung des neuen Krankheitsbildes beobachtet wurde. Neben den in dieser Tabelle aufgeführten Erregern, die die Lunge lokal (wie Pneumocystis carinii) oder im Rahmen einer disseminierten Infektion (wie Cytomegalovirus oder Mykobakterium avium-intracellulare) befallen können, liegen auch Einzelbeobachtungen über den Nachweis verschiedener weiterer Erreger in der Lunge vor (Tab. 4). Beim abwehrgeschwächten Organismus ist in der Differentialdiagnose der in Frage kommenden unspezifischen, spezifischen und opportunistischen Infektionen besondere Eile geboten, um schnell – wenn überhaupt möglich, eine ursächliche Therapie einleiten zu können (Tab. 5).

Deshalb soll bei Patienten, bei denen der Verdacht auf AIDS besteht – oder bei denen die Diagnose AIDS bereits bekannt ist, eine Röntgenuntersuchung der Lunge durchgeführt werden, wenn Fieber, Husten, Dyspnoe oder Gewichtsverlust

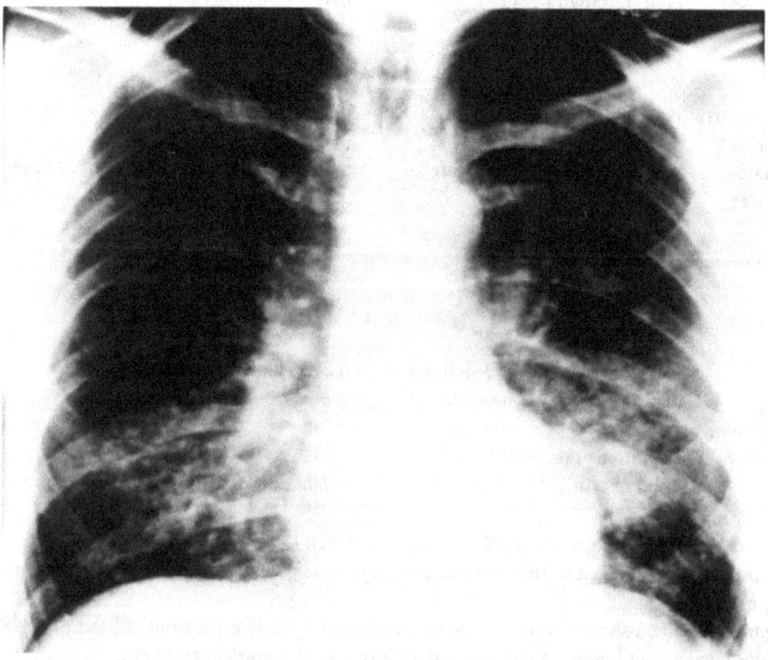

Abb. 3 Röntgenbefund der Lunge bei Pneumocystis carinii Pneumonie.

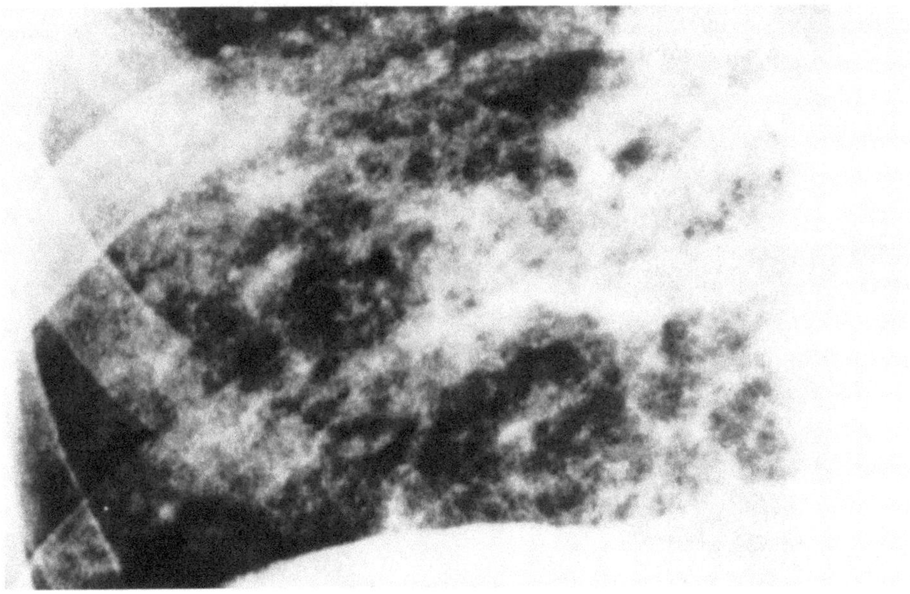

Abb. 4 Detailausschnitt des rechten Unterfeldes bei Pneumocystis carinii Pneumonie.

auftreten. Zeigt sich dabei eine lokalisierte pathologische Veränderung, sollte die Diagnostik im Hinblick auf eine der üblichen Infektionen vorangetrieben werden (physikalischer Befund, Gramfärbung, Ziehl-Neelsenfärbung, Blut-, Sputumkulturen, usw.). Zeigen sich diffuse Veränderungen oder ist eine übliche bakterielle Pneumonie unwahrscheinlich, sollte eine Bronchoskopie mit bronchoalveolärer Lavage und Biopsie durchgeführt werden, wenn keine Kontraindikationen bestehen (Abb. 2). Ist das Röntgenbild unauffällig, sollte Blutgasanalyse und Galliumszintigramm angeschlossen werden. Sind diese Untersuchungen normal, kann zunächst der weitere Verlauf beobachtet werden. Ist jedoch eine der beiden Untersuchungen pathologisch, sollte ebenfalls bronchoskopiert werden. Bringt die Bronchoskopie keine Klärung, kann bei stabilem Zustand des Patienten unter Beobachtung abgewartet werden. Bei Verschlechterung sollte die Bronchoskopie wiederholt oder eine offene Lungenbiopsie durchgeführt werden.

Abschließend möchte ich einige Abbildungen und Fallbeispiele erklären.

Röntgenmorphologisch findet man bei der Pneumocystis carinii Pneumonie im Beginn disseminiert angeordnete granulonoduläre Fleckschatten, wobei die Peripherie weniger betroffen ist (Abbildungen 3, 4). Im Verlauf treten dann dicht angeordnete granuläre Herde auf, die konfluieren und zu einer milchglasartigen Verschattung führen. Zunehmend wird auch die Peripherie erfaßt. Es kann ein alveoläres Füllungsbild mit positivem Bronchopneumogramm entstehen (Abbildungen 5, 6, 7).

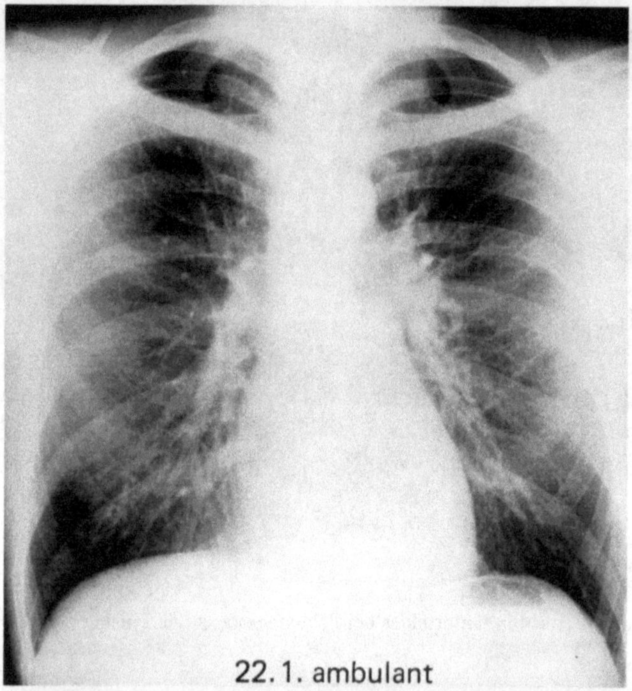

Abb. 5

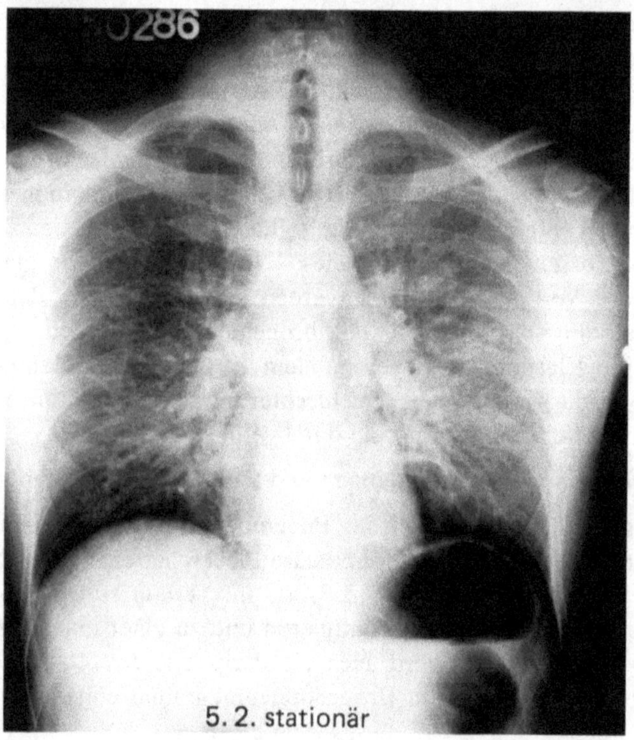

Abb. 6

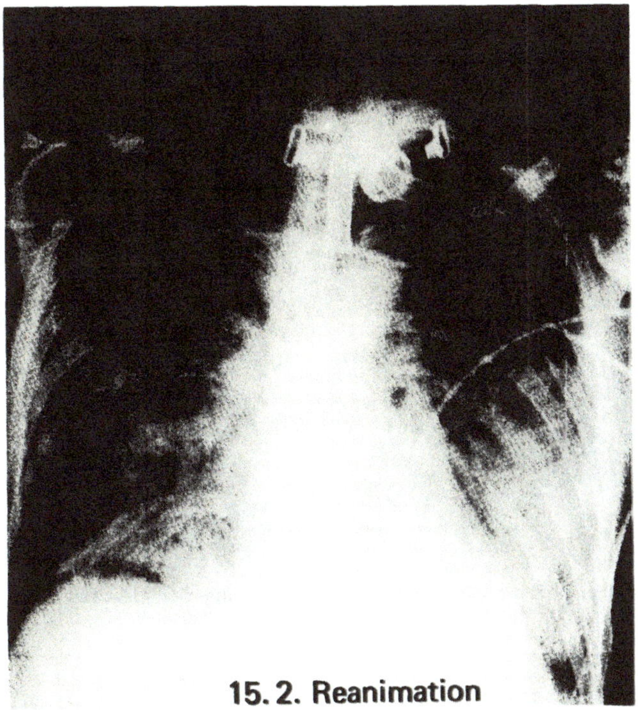

Abb. 7

Abbildungen 5 bis 7 Röntgenbilder der Lunge im Verlauf einer tödlich verlaufenen Pneumocystis carinii Pneumonie.

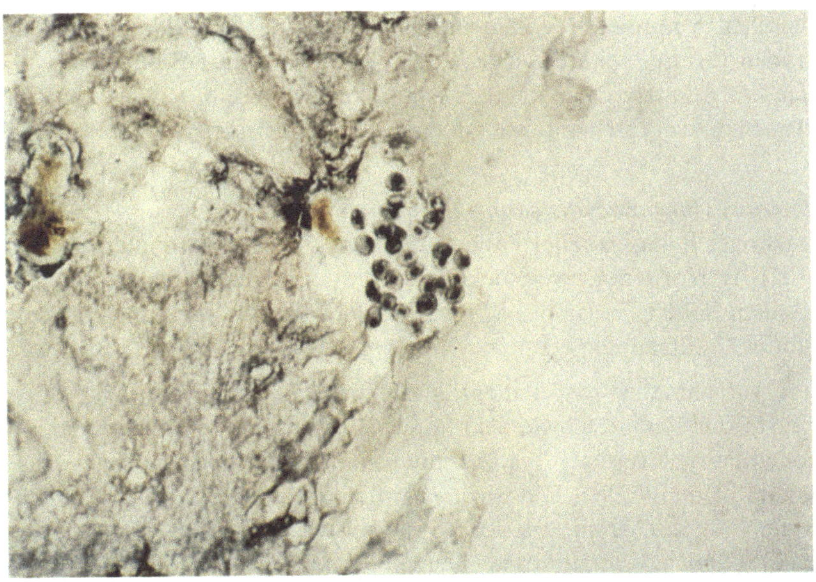

Abb. 8 Nachweis von Pneumocystis carinii mit der Grocott Färbung in der Bronchiallavage (Prof. K. Janitschke, Robert Koch Institut, Berlin).

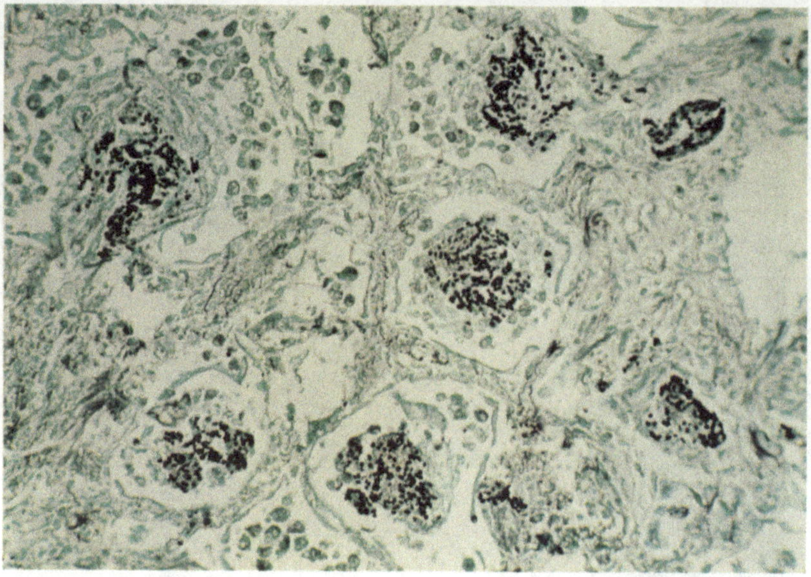

Abb. 9 Nachweis von Pneumocystis carinii im Lungengewebe mit der Grocott Färbung (Prof. Janitschke, Robert Koch Institut Berlin).

In der Lavage und im Lungengewebe kann mit Hilfe der Grocott-Färbung der Erreger Pneumocystis carinii nachgewiesen werden (Abbildungen 8, 9).

Bei klinischer Symptomatik und unauffälligem Röntgenbefund kann das Galliumszintigramm für die weitere Diagnostik wegweisend sein (Abbildungen 10, 11). Auch die Blutgasanalyse kann bereits schwer verändert sein, obwohl der Röntgenbefund noch diskret erscheint, wie im folgenden Fallbeispiel dargestellt (Abbildungen 12, 13, 14).

1. Fallbeispiel (Pneumocystis carinii Pneumonie)

Ein 32-jähriger homosexueller Patient, bei dem seit ca. 16 Monaten ein positiver HTLV III-Antikörpernachweis bekannt ist, wird wegen seit etwa einer Woche bestehendem hohen Fieber bis 40°C, trockenem Husten und zunehmender Dyspnoe stationär aufgenommen.

Bei der Aufnahme ist der Patient kachektisch (197 cm, 64,7 kg), zeigt eine ausgeprägte Tachypnoe, sowie Akro- und Lippenzyanose. Außerdem ist eine Soorstomatitis nachweisbar. Lymphknoten sind tastbar vergrößert, der Auskultationsbefund ist unauffällig. Die wichtigsten Laborbefunde sind der Abbildung zu entnehmen. Unter Therapie mit TMP/SMZ kommt es vorübergehend zur leichten Besserung; dann jedoch zur zunehmenden Verschlechterung des Röntgenbefundes, auch nach Umsetzen auf Pentamidin. Der Patient verstirbt 14 Tage nach stationärer Aufnahme im pulmocardialem Versagen.

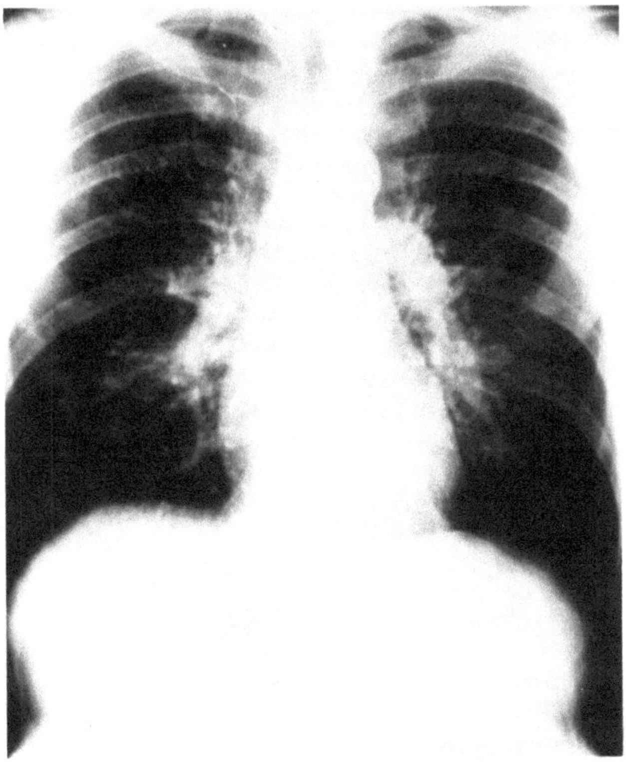

Abb. 10 Weitgehend unauffälliger Röntgenbefund der Lunge bei Pneumocystis carinii Pneumonie zum gleichen Zeitpunkt wie nachfolgendes Galliumszintigramm angefertigt.

2. Fallbeispiel (pulmonale Tuberculose)

Ein 43-jähriger Patient, bei dem seit zwei Monaten die Diagnose AIDS bekannt ist, wird wegen seit ca. drei bis vier Wochen bestehendem Fieber bis 40°C mit Schüttelfrost und anfallsweise auftretendem, nicht produktivem Husten stationär aufgenommen. Bei der Aufnahme ist der Patient kachektisch (180 cm, 50,5 kg), es bestehen Hepatosplenomegalie, cervicale Lymphknotenschwellung beidseits und eine Soorstomatitis. Die wichtigsten Laborbefunde sind in der Abbildung dargestellt. (Abbildungen 15, 16). Unter antituberkulöser Therapie Besserung des Krankheitsbildes. Der Patient verstarb fünf Monate später an einer Pneumocystis carinii Pneumonie.

3. Fallbeispiel (Lungenbefall durch Kaposi Sarkom)

Ein 45-jähriger homosexueller Patient, bei dem seit drei Jahren die Diagnose AIDS bekannt ist, wird wegen seit drei Monaten zunehmender Luftnot und Husten stationär aufgenommen.

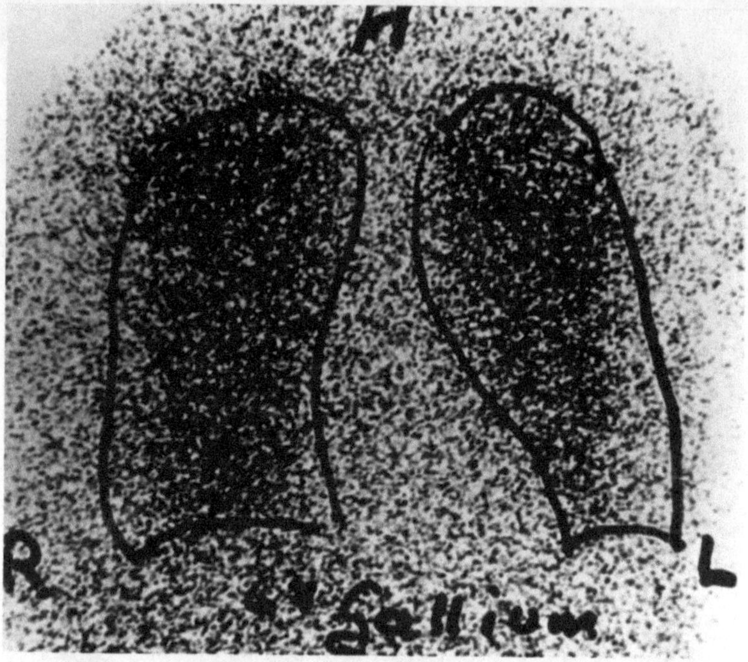

Abb. 11 Galliumszintigramm der Lunge bei Pneumocystis carinii Pneumonie bei unauffälligem Röntgenbefund (s. Abb. 10).

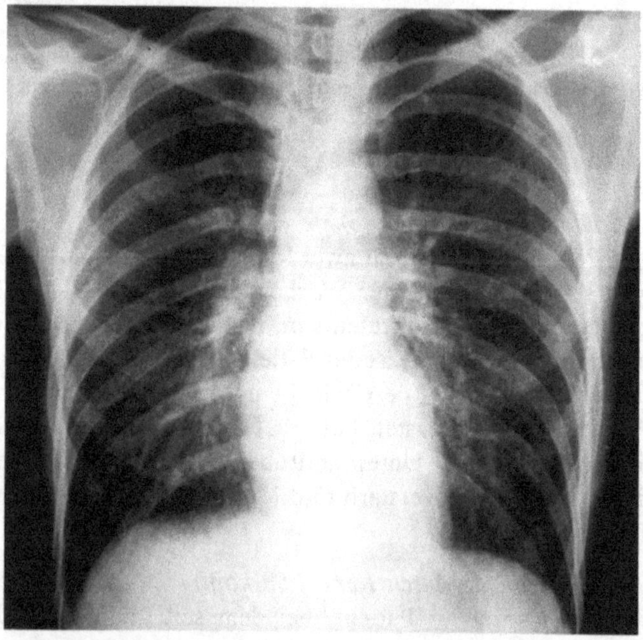

Abb. 12 Unauffälliger Röntgenbefund der Lunge bei Pneumocystis carinii Pneumonie bei hochpathologischer Blutgasanalyse (s. Abb. 13).

pH	7.5
pCO_2	24 mm HG
pO_2	36 mm Hg
HCO_3	20 mmol/l
BE	0.9 mmol/l
O_2 Sat.	77.5%

Abb. 13 Blutgasanalyse bei Pneumocystis carinii Pneumonie zu Abb. 12.

Bei der Aufnahme bestehen disseminiert bläulich-rote Hautknoten verschiedener Größe, auch auf der Schleimhaut des Mundes und Pleuraergüsse beidseits. Beidseits über der Klopfschalldämpfung sind in den Randzonen Rasselgeräusche hörbar, es besteht eine Soorstomatitis. Die wichtigsten Laborbefunde sind in der Abbildung dargestellt (Abbildungen 17, 18, 19).

Da der Patient eine Bronchoskopie ablehnte, wurde ohne Erregernachweis eine Therapie mit TMP/SMZ begonnen und die Pleuraergüsse drainiert. Der Patient starb im cardiopulmonalen Versagen, histologisch konnte in der Lunge das Kaposi Sarkom nachgewiesen werden.

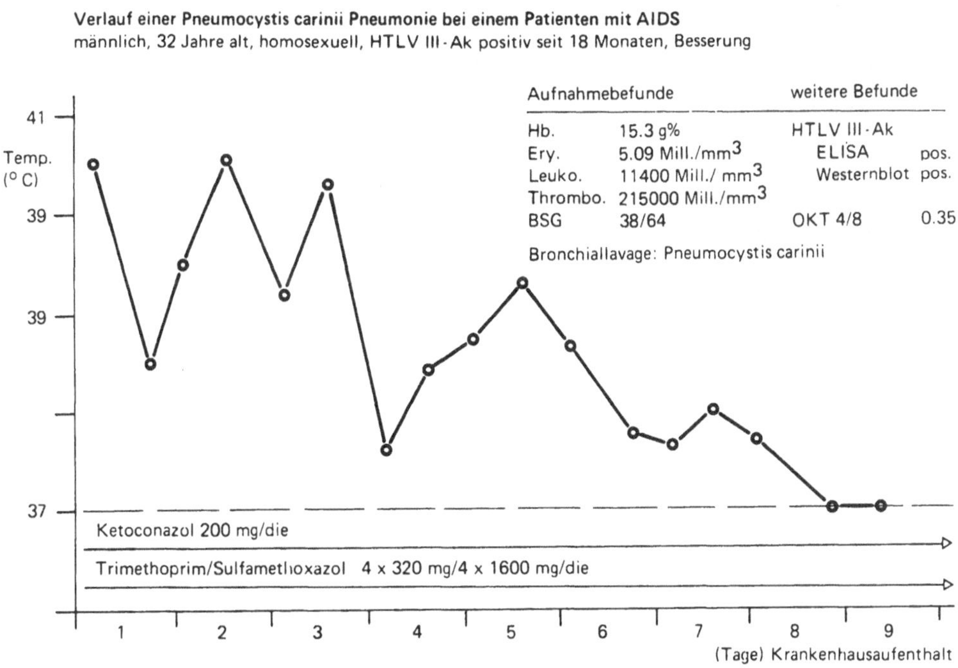

Abb. 14 Verlauf einer Pneumocystis carinii Pneumonie bei einem Patienten mit AIDS (s. auch Abbildungen 12 und 13).

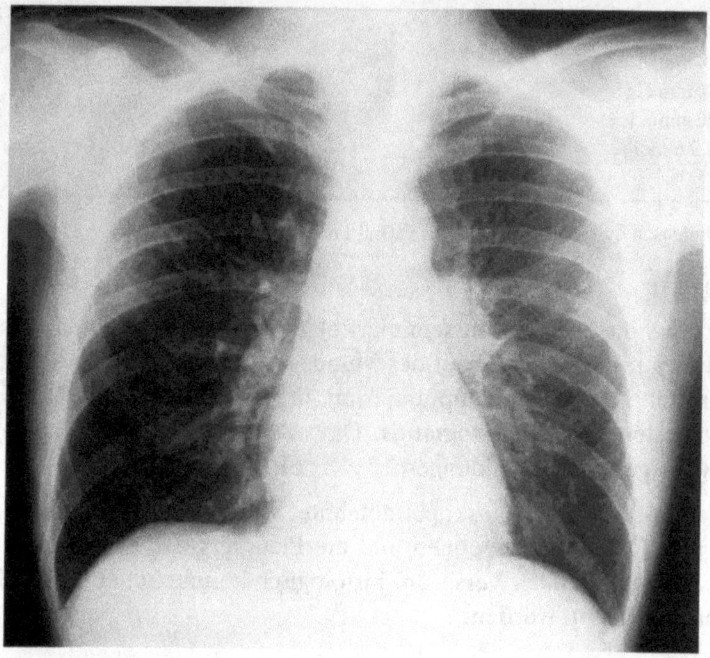

Abb. 15 Röntgenaufnahme der Lunge bei einem Patienten mit AIDS, bei dem zum gleichen Zeitpunkt Mycobacterium tuberculosis in der Bronchiallavage nachgewiesen wurde (s. auch Abb. 16).

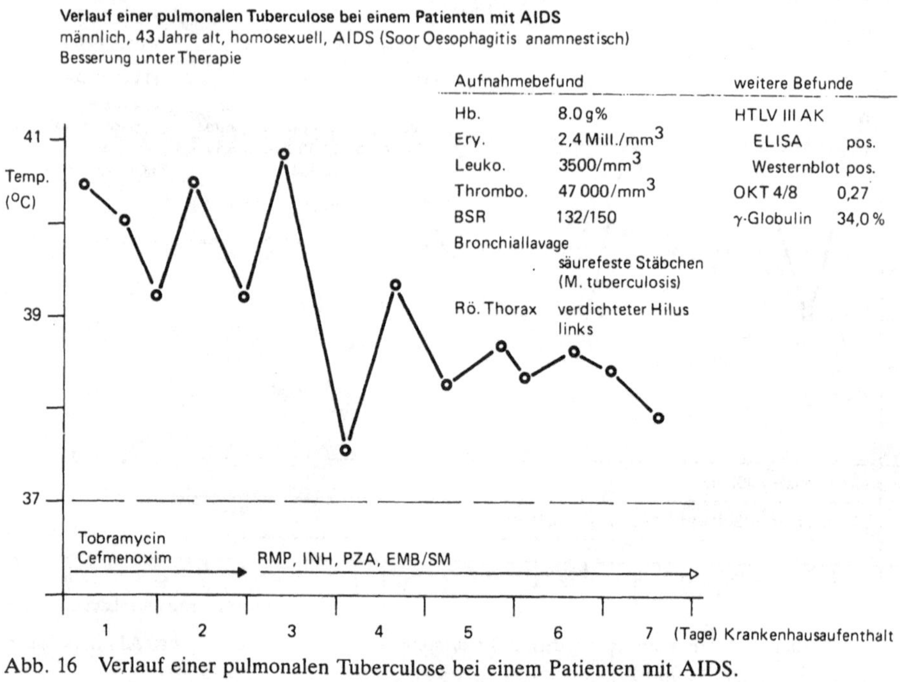

Abb. 16 Verlauf einer pulmonalen Tuberculose bei einem Patienten mit AIDS.

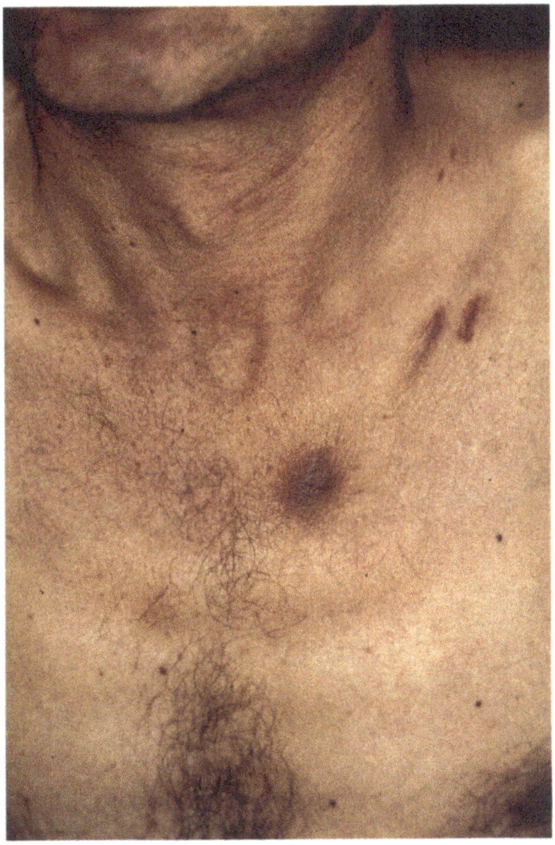

Abb. 17 Typische Kaposi Sarkom Herde (gleicher Patient wie Abb. 18 und 19).

4. Fallbeispiel (Pneumokokken Pneumonie bei LAS)

Ein 34-jähriger homosexueller Patient, bei dem seit zwei Jahren eine cervicale Lymphknotenschwellung beidseits bekannt ist, erkrankt vier Tage vor stationärer Aufnahme mit Kopfschmerzen und allgemeiner Schwäche, Fieber bis 39,5°C. Bei der Aufnahme bestehen Ruhedyspnoe, Hepatosplenomegalie, Lymphknotenvergrößerung beidseits cervical, nuchal und supraclaviculär. Über dem rechten Lungenoberfeld sind Bronchialatmen und feinblasige Rasselgeräusche nachweisbar. Die wichtigsten Laborbefunde sind in der Abbildung dargestellt (Abbildungen 20, 21). Unter Therapie mit Penicillin G wurde der Patient geheilt.

Am Ende meiner Ausführungen möchte ich zusammenfassend betonen, daß bei Patienten mit AIDS Lungenkomplikationen durch verschiedene opportunistische Erreger häufig sind. Um eine möglichst frühzeitige ursächliche Therapie einleiten zu können, ist eine intensive Diagnostik unter Einschluß invasiver Verfahren schon beim ersten Auftreten von Symptomen erforderlich.

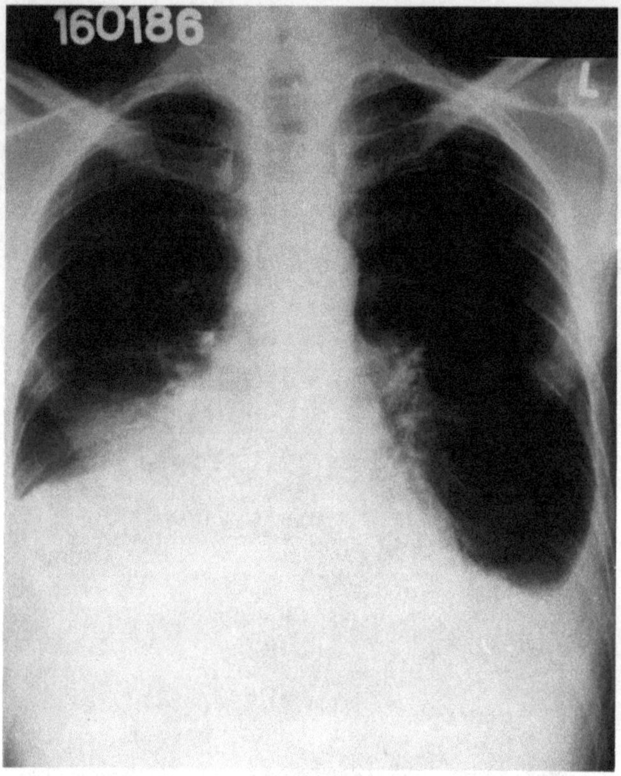

Abb. 18 Röntgenbefund der Lunge bei einem Befall der Lunge durch Kaposi Sarkom.

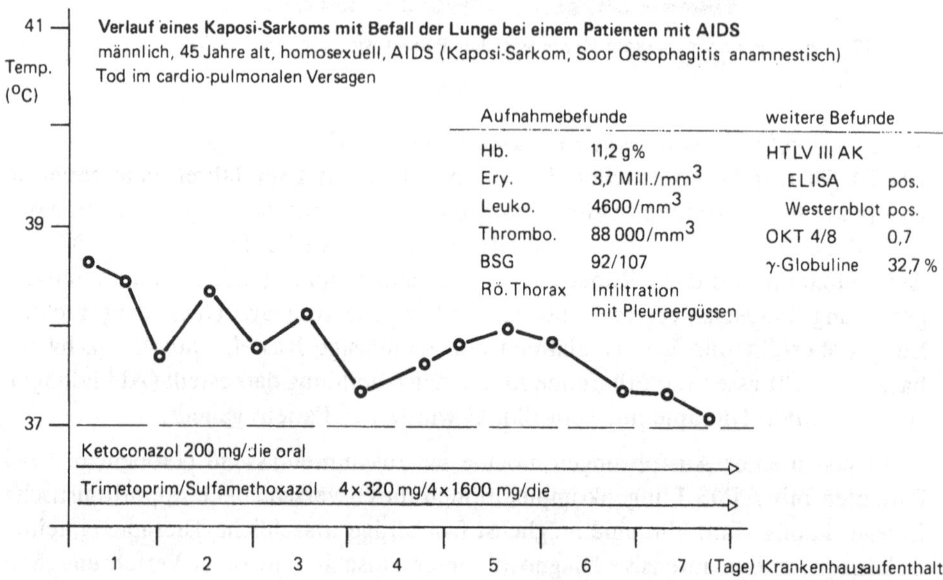

Abb. 19 Verlauf eines Kaposi Sarkoms mit Befall der Lunge bei einem Patienten mit AIDS.

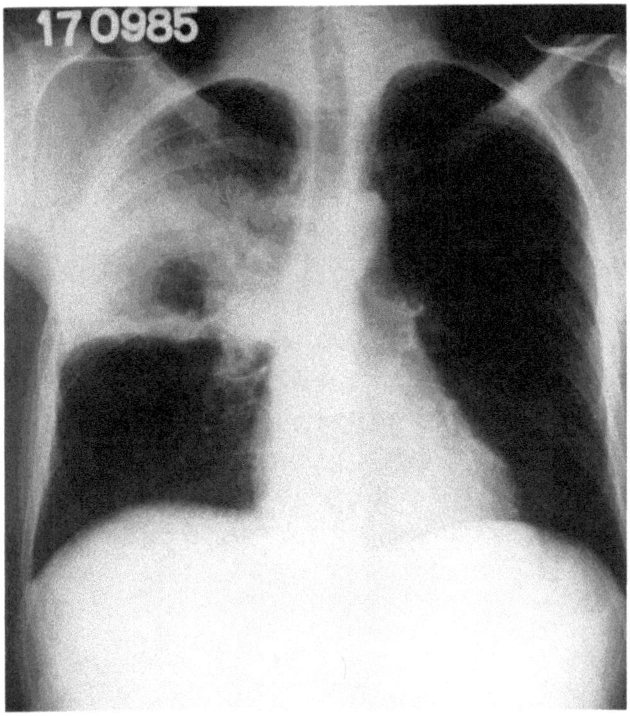

Abb. 20 Röntgenbefund der Lunge bei Pneumokokkenpneumonie (gleicher Patient wie Abb. 21).

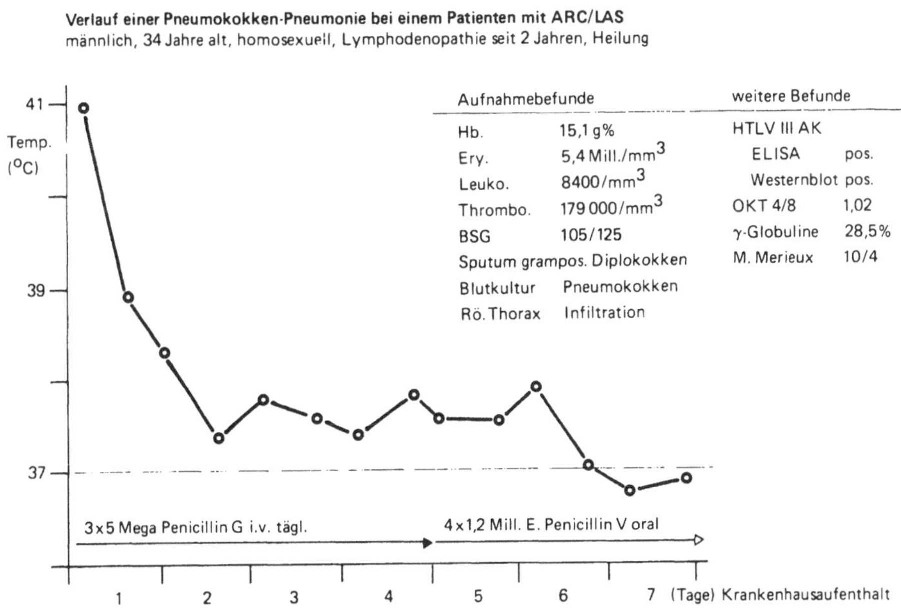

Abb. 21 Verlauf einer Pneumokokkenpneumonie bei einem Patienten mit Lymphadenopathiesyndrom.

MIX
Papier | Fördert gute Waldnutzung
FSC® C083411

Zeitfracht Medien GmbH
Ferdinand-Jühlke-Straße 7
99095 Erfurt, Deutschland
produktsicherheit@kolibri360.de